PRÉCIS SUCCINCT

DES

PRINCIPAUX PHÉNOMÈNES

DU GALVANISME.

PRÉCIS SUCCINCT

DES

PRINCIPAUX PHÉNOMÈNES

DU GALVANISME,

SUIVI

De la Traduction d'un Commentaire de J. ALDINI, *sur un Mémoire de* GALVANI, *ayant pour titre* : Des Forces de l'Electricité dans le mouvement musculaire,

Ouvrage très-rare en France, et qui n'a point encore été traduit ;

ET DE

L'Extrait d'un Ouvrage de Vassali Eandi, ayant pour titre : Expériences et observations sur le Fluide de l'Electromoteur de Volta ;

Par CASSIUS, Médecin, Directeur de l'Ecole Centrale à Aubusson ; Professeur de Physique et de Chimie ; de la Société Galvanique ; de l'Athénée des Arts ; de la Société des Sciences, Lettres et Arts de Paris ; de la Société Académique des Sciences.

LARCHER DAUBANCOURT, Chimiste, de la Société Galvanique ; de la Société Académique des Sciences, etc.

Et DE SAINTOT, de la Société Galvanique ; de l'Athénée des Arts ; de la Société Académique des Sciences, et Secrétaire de la Société des Inventions, Découvertes et Perfectionnemens.

A PARIS,

Chez DELAPLACE et GOUJON, Libraires, rue des Grands-Augustins, n°. 31.

AN. XI (1803).

PRÉFACE.

Nous n'osions encore aspirer qu'à l'avantage de partager les travaux et les recherches de la Société Galvanique, de profiter des lumières des savans distingués qui la composent, quand elle voulut bien nous faire l'honneur de nous confier le soin de rassembler et circonscrire dans un rapport succinct les différentes circonstances qui procurèrent à la physique la nouvelle et intéressante branche dont elle s'est depuis peu enrichie. Les expériences qui accompagnèrent et suivirent cette découverte, les théories auxquelles elles donnèrent lieu, devoient être renfermées dans cet Ouvrage. Les hommes zèlés, qui cultivent le Galvanisme, ne pouvoient attendre long-tems l'occasion de chercher à l'utiliser, en l'appliquant à l'art de guérir. Nous ferons connoître les tentatives qui ont été faites à cet égard.

Notre but n'est point d'entrer dans des détails circonstanciés sur ces objets;

depuis la naissance de cette découverte, un grand nombre de physiciens s'en sont occupés, et ont publié beaucoup de faits isolés. C'est rendre un service à la société en général, que de réunir les plus marquans, de les classer méthodiquement, de manière à les faire dépendre les uns des autres.

En entreprenant ce travail, nous avons été forcés de nous resserrer dans un cadre très-étroit. On ne doit donc pas attendre que nous offrions ici un système particulier, que nous cherchions une théorie nouvelle, ni même à expliquer celles déjà existantes. Nous aurons complétement satisfait à l'engagement que nous prenons, si nous présentons à nos Lecteurs des idées assez claires sur le Galvanisme, pour leur faire desirer de tourner leurs recherches vers cet objet.

La plupart des expériences que nous rapporterons ont été répétées par nous-mêmes, et nous pouvons en garantir l'authenticité. Mais il est des faits d'application que les circonstances n'ont point encore permis de vérifier, et sur la véracité desquels nous n'osons prononcer ; nous ne les avons rangés ici que pour l'exactitude du précis que nous devons faire des différens auteurs dont nous présentons l'analyse.

A cet ouvrage , sur l'utilité duquel nous ne croyons pas devoir nous étendre , nous joignons la traduction d'un Commentaire de J. Aldini sur un Mémoire de Galvani , ayant pour titre : *Des forces de l'Electricité dans le mouvement musculaire* ;

Et l'extrait d'un Mémoire français par Vassali Eandi , portant en titre : *Expériences et Observations sur le fluide de l'Electromoteur de Volta.* L'auteur y émet une opinion qui lui est particulière , et propose sur la nature du fluide Galvanique une hypothèse ingénieuse , que plusieurs personnes trouvent même séduisante.

Quant au commentaire d'Aldini, il est très-rare en France , et n'a point encore été traduit. Les faits qui y sont contenus , quoique très-intéressans , ne sont pas tous à l'abri d'objections, quelques-uns paroissant contrariés par des observations nouvelles. Mais , comme traducteurs , nous avons dû nous borner à l'exactitude, sans nous permettre de rien changer au texte.

L'intérêt que témoigne aux progrès de cette découverte le Héros qui gouverne aujourd'hui la France, doit nous faire espérer que le premier Ouvrage, sorti du sein de la Société Galvanique, sera favorablement accueilli.

TABLE DES MATIÈRES

Contenues dans le Précis succinct des phénomènes du Galvanisme.

But de cet Ouvrage, page 1
Sa division, *ibid.*
Importance de la découverte du Galvanisme, 2
Circonstance qui lui donna lieu, *ibid.*
Epoque de la découverte du Galvanisme, 3
Galvani s'efforce de rechercher l'action des divers métaux sur le système musculaire et nerveux, 4
Travaux des physiciens sur le Galvanisme, *ibid.*
Témoignage rendu à Galvani par l'expression de Galvanisme donnée au fluide nouvellement découvert, 5
Saveur et action stimulante reconnues par Sulzer, *ibid.*
Authenticité de l'existence du Galvanisme, prouvée par les recherches des physiciens, 6
Opinion qu'ils prirent sur sa nature, *ibid.*
Recherches faites pour l'appliquer à l'art de guérir, *ibid.*
Expérience qui prouve son action sur l'économie animale vivante, 7

Expériences sur l'existence et la nature du fluide Galvanique, *ibid.*

Galvani recherche le siége de l'Electricité animale, 7
Il conclut à l'existence de deux Electricités dans le système animal, 8
Commencement des travaux de Volta, *ibid.*
Volta rapporte aux phénomènes Galvaniques la saveur découverte par Sulzer, *ibid.*
Construction de l'appareil à tasse, *ibid.*

Volta employe le corps humain comme intermède humide, 10
Invention de la pile par Volta, *ibid.*
Pile creusée dans son milieu, 11
Robertson construit la pile en France, *ibid.*
Pile de Fourcroy, Vauquelin et Thénard, *ibid.*
Relation des substances métalliques reconnues par Volta, 12
Phénomènes galvaniques obtenus par un seul métal, *ibid.*
Pile formée d'un seul métal, 13
Pile galvanique de Hachette et Desormes, *ibid.*
Pile de Vassali Eandi, *ibid.*
Pile de Gautherot, *ibid.*
Pile dénuée de substances métalliques, 14
Pile animale d'Aldini, *ibid.*
Conducteurs galvaniques, 15
Corps isolans, 16
Division des corps conducteurs adoptée par Volta, *ibid.*
Phénomènes galvaniques, 17
Décomposition de l'eau par Nicholson, *ibid.*
Tentative de Fourcroy, Vauquelin et Thénard, pour expliquer la décomposition de l'eau, 18
Formation d'acides, soupçonnée par Robertson, *ibid.*
Volta charge la bouteille de Leyde, 19
Travaux de Van-Marumn et Pfaff, *ibid.*
Combustion des fils métalliques, *ibid.*
Combustion du charbon, et inflammation du gaz hydrogène, par Robertson, 20
Observation de Romanesy sur l'aiguille aimantée, *ibid.*
Galvanoscopes, 21
Armatures et arcs métalliques, 22
Influence galvanique sur l'économie animale, *ibid.*
Expériences à ce sujet, 23
Parties du corps les plus sensibles au galvanisme, *ibid.*

Expériences galvaniques sur l'économie animale morte, 24

Application du Galvanisme à l'art de guérir, 28

Galvani soupçonne l'utilité du galvanisme dans la médecine, 29
Les Allemands emploient le galvanisme dans le traitement des maladies, 30
Maladies des yeux, *ibid.*
Paralysies, 32
Epilepsie, 33
Asphixie, *ibid.*
Surdité, 34
Traitement galvanique tenté sur une hernie scrotale, 35
Sur le rhumatisme, la goutte et le goêtre, *ibid.*
Imbécillité, *ibid.*
Guérison récente non encore publiée, 36
Observation sur les traitemens galvaniques, 37
Conjectures sur l'utilité du galvanisme dans le traitement de plusieurs autres maladies, *ibid.*
Utilité du Galvanisme pour éviter les inhumations prématurées, 38

Notice des principaux auteurs qui se sont occupés du Galvanisme, 39

Ière. classe. *Physiciens qui regardent le Galvanisme comme un fluide particulier*, 40

Première opinion des physiciens sur le Galvanisme, *ibid.*
Galvani, *ibid.*
Humboldt, 41
Aldini, 43
Fowler, 44
Valli, *ibid.*

IIème. classe. *Physiciens qui regardent le Galvanisme identique avec l'Electricité commune*, 45

Seconde opinion des physiciens sur le Galvanisme, *ibid.*

Volta, *ibid.*

Pfaff, 46

Crèves, 47

Ritter, *ibid.*

Van-Marumn, *ibid.*

Fin de la Table des matières.

PRÉCIS SUCCINCT

DES

PRINCIPAUX PHÉNOMÈNES

DU GALVANISME.

Les faits connus jusqu'à présent sur le Galvanisme sont épars dans beaucoup d'ouvrages entre les mains d'un certain nombre de savans ; mais peu de personnes ont assez de tems pour les lire, et y puiser les lumières qui s'y trouvent répandues. C'est rendre un service important à la science que de réunir, dans le plus petit cadre possible, les traits les plus saillans, et de les condenser, s'il est permis de parler ainsi, par une analyse succincte. Plusieurs d'entre ces ouvrages sont écrits en langues étrangères ; la plupart n'ont encore été traduits que par extraits, et sont peu connus en France. Notre but est de conduire à la connoissance de cette partie de la physique ceux qui n'y sont que peu ou point initiés. Pour mettre de l'ordre dans ce que nous avons a dire, deux divisions nous ont paru nécessaires. But de cet Ouvrage.

Dans la première, nous placerons les expériences principales et les plus curieuses, qui Sa division.

prouvent l'existence (1) du fluide Galvanique, et qui peuvent jeter quelque jour sur sa nature.

Dans la seconde, nous rangerons toutes les applications que l'on en a faites à l'art utile de guérir.

Pour atteindre plus sûrement notre but, nous avons fait précéder ces deux divisions de l'origine du Galvanisme, et nous finissons par donner comme corollaire une notice des auteurs les plus distingués qui en ont traité.

Importance de la découverte du Galvanisme.

Parmi les découvertes qui eurent lieu dans le dix-huitième siècle, celle d'une loi nouvelle de la nature, inconnue jusqu'alors, est peut-être une des plus intéressantes pour le bonheur de l'humanité. Le hasard qui nous procura la belle invention des télescopes, de l'aiguille aimantée, de la poudre à canon, et tant d'autres, nous procura aussi celle du Galvanisme.

Circonstance qui lui donna lieu.

Galvani, médecin et professeur à Bologne, préparoit pour sa femme, alors malade, des bouillons de grenouilles (2); il les avoit écorchées et placées par hasard sur un isoloir peu éloigné du conducteur d'une machine électrique : un de ses neveux, Camille Gal-

(1) Par l'expression d'*existence du fluide Galvanique*, nous n'entendons pas annoncer que nous le regardions comme un fluide particulier.

(2) Nous n'ignorons pas que quelques savans ont donné au Galvanisme une autre origine ; mais nos recherches nous ont porté à regarder celle-ci comme la seule véritable.

vani, qui travailloit chez lui, approcha par mégarde la pointe d'un scapel des nerfs cruraux internes de l'un de ces animaux; aussitôt les muscles des membres parurent agités de fortes convulsions. La femme de Galvani, présente à ce phénomène, crut s'appercevoir qu'il concouroit avec le dégagement de l'étincelle électrique; elle en avertit alors son mari, qui vérifia le fait et le trouva conforme au récit : il voulut s'assurer si, en variant l'expérience, il obtiendroit le même résultat; il toucha d'autres grenouilles tandis que la machine électrique étoit en repos : les contractions n'eurent plus lieu.

Epoque de la découverte du Galvanisme.

Ce n'étoit encore là que le premier pas à la découverte du Galvanisme; elle date véritablement de 1792, époque où ce physicien essaya sur les grenouilles l'action des divers métaux, et forma ce que l'on appelle la chaîne Métallique (1); l'Electricité animale (2) cessa d'être pour lui un problême; alors parurent plusieurs Mémoires (3) recueillis parmi ceux de l'académie de Bologne.

---

(1) On forme la chaîne métallique, autrement appelée arc excitateur, par le rapprochement de plusieurs pièces de métaux homogènes ou hétérogènes destinés à développer l'action Galvanique.

(2) Galvani, Aldini et plusieurs autres ont appelé Electricité animale, ce que nous distinguons sous le nom de Galvanisme.

(3) Ces Mémoires, peu connus, ont été remis à

Galvani s'efforce de rechercher l'action des divers métaux sur le systême musculaire et nerveux.

Le professeur de Bologne se proposa d'examiner l'action des divers métaux sur le systême musculaire et nerveux ; il chercha dans les différentes espèces d'animaux ceux qui avoient le plus d'irritabilité ; il ne se borna pas à faire ses essais sur la classe des animaux à sang froid, il les tenta sur celle des animaux à sang chaud, et il obtint dans toutes ses recherches des résultats analogues : il fit ainsi faire, en peu de tems, de très-grands progrès à cette précieuse partie de la physique dont il étoit le père.

Travaux des physiciens sur le Galvanisme.

Pendant qu'il s'occupoit à déterminer l'action plus ou moins vive des substances métalliques, qu'il regardoit alors comme l'agent de ce nouveau fluide, sa renommée voloit dans le monde savant, sa découverte se propageoit de toutes parts : elle trouva d'abord des incrédules ; les physiciens de toutes les nations s'empressèrent de répéter ses expériences, et les nuages se dissipèrent. L'Allemagne, l'Italie, l'Angleterre et la France virent bientôt les hommes les plus recommandables tourner leurs regards curieux vers ce fluide, qui n'étoit alors connu que sous le nom d'Electricité animale ou d'irritation métallique ; dénominations aux-

---

la société Galvanique par Aldini ; ils sont écrits en latin et en italien. La société nous a nommés ses commissaires pour lui en rendre compte. Ce savant distingué nous a dit n'en connoître d'autre exemplaire en France, que celui qu'il a remis à l'Institut national.

quelles le savant Humboldt a substitué celle de Galvanisme (1), rendant par-là un témoignage solemnel à l'immortel auteur de cette découverte.

Témoignage rendu à Galvani par le nom de Galvanisme donné au fluide nouvellement découvert.

Galvani est le premier qui ait fixé les regards des savans sur l'influence des métaux, relative aux fibres animales. Sulzer cependant s'étoit apperçu de leur action stimulante sur l'organe du goût. Voici à cet égard ce qu'il rapporte dans un ouvrage intitulé : *Théorie du plaisir, imprimé en* 1767 ; (il avoit déjà consigné ses observations dans des Mémoires lus par lui dès 1752.) En pla-
« çant, dit ce dernier, deux pièces de métal de
» manière que les deux bords forment un
» même plan, et qu'on les approche sur la
» langue, on sentira une saveur assez analogue
» à celle du vitriol de fer ». Mesmer lui-même, trop vanté par les uns et trop blâmé par les autres, avoit déjà entrevu des phénomènes identiques, qu'il avoit désignés sous le nom de magnétisme animal. Ce fut dans la lecture des ouvrages du savant et célèbre père Kirker, jésuite, qu'il en avoit puisé l'idée (2).

Saveur et action stimulante des métaux reconnues par Sulzer.

Loin de nous l'intention de contester au célèbre Galvani le mérite de sa découverte ;

(1) Traduction de l'ouvrage de Humboldt, par Jadlot, pag. 12, chap. 1.

(2) L'action du Magnétisme Mesmérien étoit produite à l'aide de baquets, que nous croyons être fondés à regarder comme des réservoirs ou conduc-

en consignant ces faits, notre intention est d'exposer ceux qui coïncident parfaitement avec les résultats que nous rapporterons dans la suite.

Authenticité de l'existence du Galvanisme, prouvée par les recherches des physiciens.

Opinion qu'ils prirent sur sa nature.

Les physiciens, par des expériences aussi nombreuses que variées, mirent le sceau à l'importante découverte de Galvani. Deux opinions s'élevèrent parmi eux. Galvani, Valli, Fuller, Humboldt, après avoir flotté quelque tems dans l'incertitude, ont cru y voir un phénomène dépendant essentiellement du systême animal. Volta, Pfaff, Crèves, Van-Marumn, Ackerman, tous physiciens célèbres, ont considéré l'action Galvanique comme un phénomène général de la nature, indépendant de la force vitale, et se manifestant uniquement par l'irritation de la fibre excitée par le fluide électrique.

Recherche faite pour l'appliquer à l'art de guérir.

Tandis que la physique expérimentale s'emparoit de cette découverte, et que nos connoissances s'étendoient par des recherches multipliées, des hommes amis de l'humanité, toujours animés du desir d'être utiles à leurs semblables, réfléchissoient aux moyens d'en faire l'application à l'art de guérir. Déjà plusieurs expériences avoient démontré l'action du fluide Galvanique sur l'économie animale vivante. Le courageux

---

teurs du fluide électrique, augmenté ou aidé, dans ses effets, par l'imagination des individus qui s'y soumettoient.

Humboldt s'étoit appliqué à lui-même des plaques métalliques sur des muscles dépouillés de leur épiderme, et il avoit remarqué qu'elles y occasionnoient une irritation très-vive, et qu'elles pouvoient même jeter dans un état convulsif ceux qui s'y soumettoient (1).

Expérience qui prouve son action sur l'économie animale vivante.

EXPÉRIENCES

Sur l'existence et la nature du fluide Galvanique.

Galvani recherche le siége de l'Electricité animale.

Après avoir démontré l'existence du fluide Galvanique, le professeur de Bologne crut nécessaire de reconnoître le siége de ce qu'il avoit appelé l'Electricité animale; il varia singulièrement ses expériences; il toucha successivement, avec des plaques métalliques, les muscles et les nerfs des grenouilles écorchées. Pour s'assurer si le fluide étoit inhérent aux muscles seuls ou aux nerfs seuls, ou s'il étoit le résultat du passage des nerfs aux muscles, il employa (2) successivement un arc cohibant et un arc défé-

(1) Humboldt eut le courage de se faire appliquer deux vésicatoires sur les épaules, afin de dépouiller l'épiderme et d'éprouver sur ses muscles à nu l'action du contact de divers métaux, en formant la chaîne ou arc métallique.

(2) On appelle arc cohibant celui qui intercepte le passage du fluide Galvanique; et arc déférent, celui qui le transmet.

rent : celui-ci provoqua les contractions, et il fut impossible d'en avoir avec l'autre; ce qui le frappa singulièrement, et l'engagea à mettre en communication, simultanément avec les métaux, les systêmes musculaires et nerveux. Aussi-tôt il vit les cuisses des grenouilles se contracter d'une manière très-vive: cette expérience lui démontra que l'action du fluide qu'il avoit découvert résultait de la communication des deux systêmes. Certain alors de son existence indépendante de tous les autres fluides, il crut pouvoir conclure qu'il y avoit deux sortes d'Electricité animale, l'une positive et l'autre négative; que l'une résidoit dans les muscles et l'autre dans les nerfs, ou que toutes les deux résidoient également dans les uns et dans les autres.

Il conclut à l'existence de deux Electricités dans le système animal.

Commencement des travaux de Volta.

Tandis que, par une suite d'observations, Galvani posoit les bases de sa théorie, le célèbre Volta révoquoit en doute les résultats de ses expériences; il les répéta, et passa, comme il le dit lui-même, de l'incrédulité la plus prononcée, à l'enthousiasme ou plutôt au fanatisme; mais il crut pouvoir expliquer tous ces phénomènes par la théorie seule de l'Electricité commune. Galvani, au contraire, pensoit que tous les animaux jouissent d'une Electricité inhérente à leur économie, secrétée par le cerveau, résidante dans les nerfs, qui la communiquent au corps en entier; il mettoit les réservoirs principaux de ce fluide dans les muscles, considéroit chaque fibre comme ayant deux surfaces, et comme possédant les deux Electricités, positive et négative, chacune d'elles représentant une petite bouteille de Leyde, dont les nerfs sont les conducteurs; à chaque décharge de cette bouteille, répond une contraction musculaire.

Volta rapporte aux phénomènes Galvaniques la saveur découverte par Sulzer.

Connoissant ce qui avoit été remarqué par Sulzer, le professeur de Pavie (1) rapporta le premier aux phénomènes Galvaniques la saveur des métaux sur la langue; il chercha aussi-tôt le moyen d'augmenter l'intensité du fluide qui la produisoit en l'accumulant à volonté. Pour y parvenir, il tenta de construire des appareils qui lui produisissent les effets qu'il attendoit; il concevoit, d'après l'expérience de Sulzer, la nécessité de l'humidité, pour opérer les phénomènes Galvaniques; il mit, les unes près des autres, des tasses contenant de l'eau, les fit communiquer entr'elles par des arcs métalliques composés de deux métaux, qu'il eut soin de faire alterner. Lorsqu'il eut mis un assez grand nombre de tasses, il termina l'appareil, observant de finir par un métal différent de celui qu'il avoit employé en commençant; il nomma cet appareil à tasses ou à couronnes. Pour s'assurer s'il obtiendroit des effets, il en toucha les deux extrémités, après avoir mouillé ses mains,

Construction de l'appareil à tasses.

(1) Volta.

et éprouva une espèce de commotion, qu'il classa parmi les effets Galvaniques.

Volta emploie le corps humain comme intermède humide.

Volta s'étant apperçu, dans la construction de son appareil, que l'interposition de corps humides étoit nécessaire pour produire des effets Galvaniques, imagina de rechercher si le corps humain ne pourroit pas être conducteur ; il plaça circulairement, et sur des isoloirs, un certain nombre de personnes, qui tenoient d'une main une lame de cuivre, et de l'autre une de zinc ; il eut soin, comme dans l'appareil précédent, de faire alterner les métaux ; lorsqu'après les avoir mis mutuellement en contact, il fit communiquer les personnes qui se trouvoient aux extrémités, elles éprouvèrent toutes la sensation Galvanique. Il faut observer que toutes les personnes destinées à former la chaîne, doivent avoir les mains mouillées.

Invention de la pile par Volta.

Les appareils inventés jusqu'alors par le physicien de Pavie, ne lui paroissant point encore assez commodes pour transmettre à son gré les effets Galvaniques, il partit du principe reconnu du simple attouchement de deux métaux différens, forma plusieurs étages de deux disques métalliques, tels qu'argent et zinc ou cuivre et zinc, etc., et, séparant chaque couple par un intermède humide, il construisit cet appareil simple et étonnant, connu sous le nom de pile: les effets sont proportionnels au nombre d'étages que l'on emploie. On éprouve l'action Galvanique en touchant l'extrémité supérieure et inférieure avec les mains mouillées.

Pile creusée dans son milieu.

Notre collègue Aldini, professeur à Bologne, a proposé depuis, pour concentrer le fluide Galvanique, d'employer des plaques percées dans leur centre, qui se montent, comme la pile ordinaire. Par ce moyen, la colonne Galvanique qui est au milieu se trouve comprimée par l'air atmosphérique; ce qui nécessairement lui donne plus d'intensité.

Robertson construit la pile en France.

La première pile construite en France fut celle de notre collègue Robertson, qui répéta aussi-tôt les expériences de Volta : depuis il en monta une de 2500 étages de cuivre et zinc; les effets en étoient surprenans.

Pile de Fourcroy, Vauquelin et Thénard.

Fourcroy, Vauquelin et Thénard, aussi recommandables par leur amitié que par leurs connoissances profondes dans les sciences naturelles, imaginèrent de construire une pile Galvanique, dont les plaques étoient remarquables par leur dimension d'un pied quarré.

Jusqu'ici nous avons supposé, pour fixer les idées, que les appareils Galvaniques n'étoient formés que de cuivre et zinc, ou argent et zinc. La même théorie s'appliqueroit également à deux métaux quelconques, et les effets obtenus dans tous ces cas seroient toujours identiques. Cependant tous les métaux ne sont pas également puissans pour la production des phénomènes Galva-

Relation des substances métalliques reconnue par Volta.

niques. Volta a découvert, entre plusieurs substances métalliques, une relation très-remarquable ; ce qui le porta à conclure l'impossibilité de former les appareils Galvaniques avec une seule substance (1). Voici l'ordre dans lequel il range les métaux : argent, cuivre, fer, étain, plomb, zinc (2) ; chacun d'eux deviendra positif par le contact avec celui qui le précède, et négatif avec celui qui le suit. Le Galvanisme, qui, selon lui, n'est que l'Electricité, passera donc de l'argent au cuivre, du cuivre au fer, du fer à l'étain, etc. Les métaux ainsi rangés, présentant une progression, les effets Galvaniques seront d'autant plus sensibles, que l'on réunira ceux des termes les plus éloignés.

Phénomènes Galvaniques obtenus avec un seul métal.

On a vu jusqu'ici que l'on regardoit le contact de deux métaux comme indispensable pour opérer les phénomènes Galvaniques : Aldini, le premier, paroît avoir réussi à en obtenir avec un seul métal ; il se servit pour cela du mercure, et, mettant à sa surface, en communication simultanée, les muscles et les nerfs d'une grenouille écorchée, il vit que cet animal donnoit des contractions.

---

(1) Depuis que Volta a émis cette opinion, Aldini, et Humphry Davi sont parvenus à opérer les phénomènes Galvaniques avec un seul métal.

(2) La production des phénomènes Galvaniques n'est point exclusivement attachée à ces métaux.

Depuis, Humphry Davi, l'un des chimistes les plus distingués de l'Angleterre, a formé une pile en ne se servant que de disques d'argent, qu'il séparoit par l'interposition d'un corps humide.

Pile formée d'un seul métal.

Les citoyens Hachette et Desormes, persuadés de la possibilité d'établir une pile dont on obtînt des effets sans le secours de l'humidité, se servirent des métaux usités ; ils firent une dissolution saline très-concentrée, qu'ils impregnèrent d'amidon ; ils y trempèrent des disques de papier, s'en servirent pour séparer les étages ; ils firent sécher le tout jusqu'à cristallisation du sel, et obtinrent les effets Galvaniques, qu'ils renouvellent en se servant d'excitateurs (*a*).

Pile Galvanique de Hachette et Desormes.

Vassali Eandi a aussi fait des tentatives pour construire des piles Galvaniques sans humidité ; il prétend avoir eu des effets, très-foibles à la vérité, en séparant des disques d'argent et de zinc par des disques de carton qu'il avoit eu soin de faire sécher (*b*).

Pile de Vassali Eandi.

Notre collègue Gautherot, ne croyant pas à la possibilité de former une pile sèche, voulut cependant s'en assurer ; pour cela il trempa des disques de papier dans une dissolution très-concentrée de sel : lorsque, par une évaporation spontanée, le sel se fut cristallisé à la surface du papier, il monta sa pile ; il tenta alors d'en éprouver l'action en portant ses mains sèches aux deux extrémités ; il n'éprouva aucun effet ; mais en

Pile de Gautherot.

variant l'expérience, et se mouillant les mains, il ressentit, par l'attouchement à la pile, la sensation Galvanique, qu'il remarqua également lorsqu'il touchoit son appareil avec ses mains humectées par la transpiration ; ce qui lui donna lieu de conclure que la pile Galvanique en cet état jouissoit d'une propriété hygrométrique.

Pile dénuée de substances métalliques.

Nous n'avons encore considéré la pile que comme composée de substances métalliques; il étoit important de faire des recherches pour savoir si elles étoient indispensables dans sa construction. Gautherot, dont la persévérance est au-dessus de toute épreuve, tenta d'en construire avec un grand nombre, de substances; il en forma avec du charbon et du zinc, du charbon et du schiste, etc.; mais il remarqua que tous les charbons n'étoient pas propres à transmettre l'action Galvanique. Enhardi par le succès, il voulut voir s'il pourroit former une pile avec tous corps humides; il prit des disques de papier, impregna les uns d'une dissolution de muriate de soude, les autres d'une dissolution de carbonate de potasse, en forma des étages qu'il sépara par d'autres disques de papier trempés dans l'eau commune; il eut des effets, à la vérité, assez foibles.

Pile animale d'Aldini.

Le professeur Aldini a conçu la possibilité de produire des phénomènes Galvaniques, en établissant une chaîne animale par la simple correspondance des muscles avec les nerfs, sans aucune interposition métallique : il en a fait l'expérience d'une manière solemnelle, en présence de la Société Galvanique; mais il fit observer que la position des muscles et des nerfs dans le même ordre est absolument essentielle pour obtenir des effets, et qu'en l'intervertissant on n'en obtient aucun. Aldini a porté cette observation jusqu'à l'évidence; il a pris des grenouilles qu'il a écorchées, a rangé leurs cuisses à côté les unes des autres, en faisant communiquer leur moëlle épinière par la seule humidité; il se servit de l'arc excitateur, et mit en contact les parties musculaires et nerveuses des deux grenouilles extrêmes. On remarqua l'effet Galvanique, non-seulement sur ces grenouilles, mais sur leurs intermédiaires : ayant ensuite renversé cet ordre, de manière que la moëlle épinière des unes touchât aux nerfs cruraux des autres, il fit communiquer les deux extrêmes, comme dans la première expérience, et n'eut plus aucun effet.

Après avoir parlé des substances douées de la faculté productrice du fluide Galvanique, nous devons faire connoître celles capables de le diriger et le conduire. Humboldt nous en donne une liste, qu'il fait suivre de celle des corps isolans.

Conducteurs Galvaniques.

Dans la première classe, il compte les métaux purs, les sulfures métalliques, les minéraux contenant des métaux non oxidés, le charbon végétal, le charbon minéral, la blende carbonnée, les schistes alumineux, les schistes inflammables, la chaise musculaire, les membranes, les nerfs, les ligamens, les vaisseaux des animaux frais ou cuits, rôtis ou desséchés, l'eau, le sang, le suc des plantes, l'alchool, le vin, la bierre, les acides, les dissolutions alkalines, le savon mou, les parties végétales fraîches, dépouillées de leur épiderme, etc. etc. (*c*).

Corps isolans.

Dans la seconde classe, il range les métaux oxidés, les sulfures métalliques et les minéraux qui contiennent des métaux oxidés, toutes les espèces de gaz, les os, les poils des animaux dans l'état naturel, les feuilles et les tiges des plantes recouvertes de leur épiderme, les fibres du bois, le verre, même chauffé, le succin, le blanc d'œufs durci, la cire, tous les sels secs, les substances dépourvues de carbonne, les huiles, les résines, les gommes, le vuide, etc.

Division des corps conducteurs adoptée par Volta.

Humboldt n'est pas le seul physicien qui ait fait des recherches sur les différens corps conducteurs du Galvanisme. Volta a aussi assigné à diverses substances des degrés de conductibilité : il a établi deux divisions générales; dans la première, il compte les conducteurs parfaits, à la tête desquels se trouvent les métaux ; dans la seconde, il place les conducteurs imparfaits, dans lesquels il compte les liquides : parmi eux il distingue ceux qui sont les plus conducteurs; les dissolutions alkalines et acides tiennent le premier rang : quelques dissolutions salines sont aussi éminemment conductrices;

c'est

c'est pourquoi on a des effets plus grands, lorsque, dans la pile Galvanique, on emploie des disques de papier qui ont été trempés dans une de ces dissolutions (1).

Phénomènes Galvaniques.

Nous ne sommes encore entrés dans aucun détail sur les phénomènes produits par les appareils Galvaniques; il est à propos que nous les considérions, d'autant qu'il en peut résulter quelques lumières sur la nature du fluide qu'ils produisent.

Décomposition de l'eau par Nicholson.

Un des plus importans sans doute est la décomposition de l'eau reconnue par Nicholson. Ce physicien imagina de plonger dans l'eau deux fils métalliques qui communiquoient aux extrémités de la pile. A l'instant de cette communication, il vit se manifester le dégagement des gaz qui composent ce liquide, à-peu-près dans les mêmes proportions où ils y entrent; le fil qui étoit au pôle négatif a été oxidé, et celui qui répondoit au pôle positif dégageoit du gaz hydrogène; l'un et l'autre s'échappoit de l'extrémité des fils sous forme de bulles. Il faut, pour que le dégagement ait lieu, que les fils ne soient point en contact; s'ils se touchoient, les bulles n'auroient plus lieu. Mais comment l'oxigène et l'hydrogène, provenus de la même molécule d'eau, pa-

(1) Le sulfate d'alumine potassé, le muriate de soude, le muriate d'ammoniac, et le carbonat de potasse sont les sels qui produisent le plus d'effet dans la production des phénomènes Galvaniques.

roissent-ils à des points éloignés ? pourquoi chacun d'eux se dégage-t-il du fil qui communique à l'un des deux pôles de la pile, et jamais à l'autre ?

Tentative de Fourcroy, Vauquelin et Thénard pour expliquer la décomposition de l'eau.

Pour répondre à ces questions, Fourcroy, Vauquelin et Thénard se servirent d'un syphon qu'ils remplirent d'eau ; ils en bouchèrent les deux ouvertures, ils introduisirent de chaque côté un fil métallique, après avoir mis au fond du syphon un oxide d'argent bien lavé, Le fil positif près duquel devoit se manifester le gaz hydrogène, ne donna plus d'effervescence, et l'oxide se réduisit en partie du côté du fil négatif. La raison qu'en donnèrent ces auteurs distingués, c'est qu'il y a un fluide qu'ils nomment Galvanique, qui circule du côté positif de la pile vers le côté négatif ; ce fluide, chargé d'hydrogène, le perd en traversant l'oxide, et l'oxigène le prend pour reformer de l'eau.

Formation d'acide soupçonnée par Robertson.

Robertson soupçonna, avant Brugnatelli, l'existence d'un acide qui se forme lorsque l'on met dans l'eau deux métaux hétérogènes en contact ; ce qu'il conclut de la précipitation que l'on voit s'opérer alors dans le liquide.

Volta qui, le premier, avoit reconnu dans ses appareils Galvaniques l'existence de deux pôles, l'un négatif et l'autre positif, tenta de charger une bouteille de Leyde ; ce qu'il exécuta facilement, en la présentant, par le seul attouchement, à une des extrémités de la pile. Il remarqua dans cette expérience la production d'une étincelle, semblable à celle que l'on apperçoit lorsqu'avec le conducteur de la bouteille de Leyde, on touche celui de la machine électrique ; il s'assura de la charge donnée à la bouteille de Leyde par son électromètre à pailles.

Volta charge la bouteille de Leyde avec la pile.

Travaux de Van-Marumn et de Pfaff.

Van-Marumn et Pfaff ont ensemble répété cette expérience, et sont parvenus à charger, par le moyen de la colonne Galvanique (1), non pas une simple bouteille de Leyde, mais une batterie électrique fort considérable ; ils multiplièrent leurs expériences, et obtinrent des résultats absolument identiques avec ceux déjà vus par Volta.

Combustion des fils métalliques.

L'étincelle, qui dans quelques piles ne se manifeste qu'au contact, est produite par d'autres, à la distance d'un demi-pouce : cela dépend de la force des appareils. Robertson a, comme nous l'avons déjà observé, construit une pile avec 2500 couples de cuivre et zinc : l'étincelle qui en sortoit étoit très-considérable, et les fils métalliques que l'on plaçoit aux deux extrémités, étoient fondus avec une célérité extrême. Fourcroy, Vauquelin et Thénard parvinrent aussi, à

(1) Les auteurs de cette expérience qui regardent le fluide Galvanique, comme absolument le même que le fluide électrique, désignent dans la description de leurs expériences sous le nom de colonne électrique ce que nous appelons pile.

l'aide de la pile dont nous avons parlé plus haut, à brûler des fils métalliques très-forts; la combustion s'opéroit très-vivement, et elle fut encore beaucoup accélérée lorsqu'elle eut lieu dans le gaz oxigène. Cette expérience fut faite à l'Institut national, en présence du comte de Livourne.

Combustion du charbon et inflammation du gaz hydrogène par Robertson.

Robertson a aussi tenté d'opérer la combustion de deux charbons ardens : il plaça l'un à l'extrémité inférieure de la pile, tandis qu'il fit communiquer l'autre avec le sommet ; au même instant il se produisit une flamme qui avoit beaucoup d'analogie avec celle du phosphore brûlant dans le gaz oxigène. En présence de plusieurs membres de l'Institut national, il a le premier fait détonner le gaz hydrogène par l'étincelle Galvanique.

Observation de Romanesi sur l'aiguille aimantée.

Romanesi, physicien de Trente, a annoncé, il y a quelque tems, avoir reconnu que le fluide Galvanique faisoit décliner l'aiguille aimantée : ce fait a besoin d'un examen approfondi, d'autant que les physiciens n'en ont pas encore parlé.

Nous n'avons encore indiqué aucun moyen pour reconnoître, non d'une manière absolue, mais au moins relative, la quantité de fluide Galvanique produite par les différens appareils. Pour porter un jugement dans ce cas, on peut se servir de grenouilles écorchées; ces animaux étant très-sensibles à l'influence Galvanique, accusent la présence du fluide toutes les fois qu'il se ren-

Galvanoscopes.

contre, et la force des contractions qu'elles éprouvent peut faire, en quelque sorte, juger de son intensité. La bouteille de Leyde, chargée par le contact d'un appareil Galvanique, et présentée à un électomètre, peut aussi servir. Gautherot vient aussi d'indiquer un Galvanoscope propre à faire jugerdu dégagement de la plus petite quantité de fluide Galvanique; il emploie pour cela des fils de métal non oxidable. On sait que le platine est un de ceux qui possèdent le plus cette propriété: il place dans sa bouche ses deux fils aux deux parties latérales de sa langue; l'un d'eux communique avec l'extrémité inférieure de la pile, d'un, deux, ou plusieurs couples, et il applique l'autre, tantôt sur la partie supérieure, tantôt sur le fil de l'extrémité inférieure : lorsque la communication s'établit avec l'extrémité supérieure, on a peu ou point de saveur acide, tandis que cette même saveur est beaucoup plus marquée lorsque les deux fils sont en contact : cette saveur légère est toujours plus ou moins sensible pour celui qui est exercé; mais un moyen de la rendre plus prononcée, est d'irriter la sensibilité de l'organe, en humectant la langue d'une dissolution saline, telle que celle du carbonate de potasse.

Nous n'avons encore fait qu'entrevoir l'action Galvanique sur les substances animales; déjà on l'avoit éprouvée avant que le célèbre Volta nous ait fourni ses ingénieux appareils.

Armatures et arcs métalliques.

On ne connoissoit alors que les armatures métalliques, et les chaînes ou arcs excitateurs. On appelle armature métallique des lames ou plaques de diverses grandeurs, le plus ordinairement composées de métaux hétérogènes. Leur surface doit être polie et non oxidée (1), pour produire avec eux des effets Galvaniques ; on les met en contact avec des parties musculaires et nerveuses, et on les joint par un arc métallique ; on entend par arc métallique une portion de métal, qui sert à établir une communication. Cet arc n'est pas rigoureusement nécessaire, on peut le former en faisant toucher de quelque manière que ce soit les plaques ou armatures. Pfaff a observé que les contractions sont d'autant plus vives, que l'armature métallique est mise en contact avec une portion plus considérable de muscles. Le même phénomène n'a pas lieu dans le contact du nerf. La position des armatures excite différens degrés d'irritation.

Influence Galvanique sur l'économie animale.

Parmi les influences qu'exercent le Galvanisme sur l'économie animale, on distingue la saveur acide et quelquefois alkaline, la production de l'éclair, la douleur que l'on ressent, les mouvemens involontaires que l'on fait lorsque l'on touche aux appareils Galvaniques, l'état convulsif dans lequel il

(1) Dans les armatures métalliques, comme dans les disques de la pile, l'oxidation nuit à la production des phénomènes Galvaniques.

plonge ceux qui ont le genre nerveux très-irritable.

Voici quelques-unes des expériences auxquelles ont donné lieu ces propriétés si remarquables. Expériences à ce sujet.

Si l'on applique immédiatement sur le globe de l'œil, une plaque d'argent, une de zinc sur l'autre, qu'on les unisse par un conducteur de cuivre ou autre métal, on éprouvera des éblouissemens accompagnés de douleurs, autant de fois qu'il y aura de nouveau contact.

En mettant dans les narines un cylindre de zinc, de manière qu'il touche immédiatement la membrane pituitaire, et tenant sur la langue une plaque d'argent, on ressent au moment du contact des deux métaux, une commotion accompagnée d'une saveur acide.

Un arc d'argent et de zinc posé sur les gencives y fait éprouver à l'instant du contact une irritation vive, accompagnée de douleurs.

Il paroît démontré que les parties glanduleuses, musculaires, nerveuses, sont celles qui ressentent plus vivement les effets Galvaniques. Parties du corps les plus sensibles au Galvanisme.

Des plaques de cuivre et de zinc, placées sur les joues, sur la poitrine, sur les seins, communiquant d'une extrémité de la pile à l'autre, font éprouver une douleur semblable à celle de la brûlure.

Les intestins, mis en communication avec la bouche à l'aide d'une chaîne métallique, on éprouve de vives contractions dans la région de l'estomach ; ces contractions ressenties par le cit. Cassius ont été suivies d'une énergie singulière, qui lui a procuré un grand appétit pendant plusieurs jours; plusieurs physiciens qui ont répété sur eux-mêmes cette expérience, ont eu des résultats à-peu-près semblables. D'autres ont ressenti l'effet d'une diarrhée subite, chez quelques-uns elle a même duré plusieurs jours.

Les hommes vivans ne sont pas les seuls qui aient éprouvé l'action Galvanique ; plusieurs animaux y ont été soumis, et les résultats ont été les mêmes chez tous. Cependant il en est où l'on a remarqué plus d'irritabilité.

Expériences Galvaniques sur l'économie animale morte

L'état de mort ne s'oppose pas à l'action Galvanique ; on a fait à cet égard de nombreuses recherches. Aldini en fit en Italie sur des hommes suppliciés. La tête isolée du tronc lui donna de fortes contractions; il vit les yeux s'ouvrir, et rouler dans leur orbite ; la bouche s'ouvrir et se fermer, les dents claquer, et la face entière présentoit un spectacle effrayant. Le tronc donna aussi des contractions très-vives, les membres se roidissoient avec assez de force pour lever des poids de plusieurs livres, que ce physicien avoit mis sur leurs mains.

Quoique jusqu'à cette époque, on n'eut pas connoissance de semblables expériences, cependant nous pouvons assurer quelles avoient été faites en France dès le mois de floréal an 7, par l'infortuné Bichat, enlevé à la fleur de son âge et beaucoup trop-tôt pour le bonheur de l'humanité.

Depuis ce tems le comité Galvanique de Turin a renouvelé ces intéressantes expériences ; les détails qu'ils en ont publiés s'accordent avec ceux que nous venons de rapporter.

On a étendu ces recherches sur les chevaux, (1) les bœufs, les veaux, les chats, les chiens, les cochons, etc. (2).

Aldini a rendu la société Galvanique témoin d'expériences qu'il a faites sur un chien décapité ; cet animal a donné des contractions très-vives que l'on excitoit encore plus de deux heures après sa mort.

On ne s'est pas borné à porter l'action Galvanique sur le système animal tout entier, on a voulu encore l'essayer sur les viscères. Le cœur y a été soumis, et il n'a pas paru conserver son irritabilité autant que les autres parties animales. Ce qui est d'autant plus

---

(1) Le citoyen Huzard, de l'Institut national a fait avec Aldini des expériences sur plusieurs chevaux.

Dès l'an 5, notre collègue Godine, jeune, vétérinaire, s'étoit apperçu avec beaucoup de surprise qu'en irritant avec un scapel la moëlle épinière d'un cheval mort, il s'opéroit dans les quatre membres de vives contractions qui durèrent fort long-tems.

(2) Notre collègue Zanetti, aîné, paroît être le premier qui ait soumis un cochon gras à l'action Galvanique.

surprenant que les physiologistes le regardent comme la partie qui conserve le plus long-tems des restes de vitalité. Cette expérience faite avec soin par Aldini se trouve dans ce moment contestée par le cit. Nierten, qui a communiqué dans une des séances de la société des Observateurs de l'homme plusieurs nouvelles expériences par lesquelles il tend à prouver, que la durée de la susceptibilité Galvanique dans le cœur varie suivant les différens genres de mort subite, et qu'à moins que cette faculté n'ait été éteinte par quelque cause, dont il se réserve de donner l'explication, de tous les organes, le cœur est celui qui conserve le plus long-tems cette susceptibilité. Les savans doivent attacher d'autant plus de prix à une semblable découverte, que tous les physiciens qui se sont occupés de Galvanisme, ont cru observer jusqu'à présent le contraire.

Le cerveau mis à nu a aussi donné des marques très-visibles de contractibilité.

Les citoyens Nauche et la Grave, ont par plusieurs expériences reconnu que la vessie a, comme les autres viscères, la faculté de se contracter.

Les substances animales liquides, semblent aussi assujetties à l'influence Galvanique. L'expérience d'Aldini qui obtint une précipitation de l'urine en la mettant en contact avec des fils métalliques, qui communiquoient aux deux pôles de la pile, en est une preuve. Le sang et les autres liquides des animaux paroissent aussi éprouver des changemens par l'action Galvanique. Une expérience annoncée par le cit. Circaud, étudiant en médecine, qui prétend avoir excité des contractions dans la fibrine du sang, vient à l'appui de cette opinion.

Parmi les animaux à sang froid, *(d)* les grenouilles ne sont pas les seules qui aient été soumises au Galvanisme. Buniva y a soumis des poissons, et il a reconnu que ces animaux étoient sensibles à l'action de ce fluide. Aldini l'a aussi éprouvé sur la torpille. MM. Mojon frères, élèves de Volta, ont partagé ses travaux ; les expériences ingénieuses, que ces physiciens ont fait, leur ont prouvé la force Galvanique de cette espèce d'animal, et leurs recherches ont été suivies de résultats intéressans.

On a aussi tenté sur les reptiles l'influence Galvanique ; les serpens, les lézards, les vipères ont été Galvanisés. Notre collègue Zanetti aîné, voulut Galvaniser une vipère vivante, il ne remarqua pas dans ce cas une action très-considérable ; il voulut comparer les effets qu'il obtiendroit en prenant cet animal privé de vie ; il partagea en conséquence en trois parties ce reptile, mit ses muscles et ses nerfs en contact avec les extrémités d'un appareil Galvanique, il eut aussitôt des contractions qui se renouvelèrent trente-six heures après sur la tête de l'animal.

La série d'expériences, que nous venons de présenter, ne renferme que les principaux faits qui composent l'histoire du Galvanisme; elles servent de fondement à l'une et à l'autre des théories adoptées jusqu'ici par les divers physiciens. Les uns avec Volta les rapportent tous aux phénomènes de l'Electricité simple, les autres avec Galvani y voient un fluide tout particulier, auquel ils ne peuvent refuser quelques points de ressemblance avec l'Electricité commune. Présenter leurs opinions est le seul but que nous nous sommes proposés; nous allons maintenant entrer dans quelques détails des applications médicales auxquelles ont donné lieu les phénomènes que nous venons de citer.

APPLICATION

Du Galvanisme à l'art de guérir.

Après avoir rapporté les faits qui peuvent jetter quelque jour sur l'existence et la nature du fluide Galvanique, nous allons indiquer les applications que l'on en a fait dans le traitement des maladies.

Comme la vérité est le seul guide que nous devons suivre, nous commencerons par faire observer, que nous ne donnerons pour guérison certaine, par l'application du Galvanisme, que celles qui portent avec elles un caractère évident d'authenticité; celles qui nous ont paru douteuses ou peu certaines, nous ne les présenterons que comme des moyens qui peuvent éclairer la science, et dont la connoissance paroît nécessaire pour encourager ceux qui veulent tenter de semblables expériences.

Galvani soupçonne l'utilité du Galvanisme dans la médecine.

Galvani semble le premier avoir conçu la possibilité d'appliquer le Galvanisme à l'art de guérir ; il pensoit qu'on en tireroit un parti avantageux dans les affections rhumatismales, les sciatiques nerveuses, les convulsions, le tétanos, la paralysie, l'apoplexie, etc.

Il fondoit son opinion relative aux quatre premières affections morbifiques que nous venons d'énoncer sur l'analogie qu'il croyoit avoir reconnu entre le fluide électrique ordinaire et le Galvanisme, qu'il désignoit sous le nom d'Electricité animale, attribuant ces affections à des humeurs extravasées, stagnantes autour de la surface des nerfs, il supposoit que leur disparution pouroît être attribuée à l'énergie du Galvanisme qu'il concevoit pouvoir trouver passage à travers cette matière, auparavant imperméable. La paralysie étant la perte absolue de la faculté contractile, il la regardoit comme due à l'interposition d'un corps, non conducteur, qui s'opposoit au passage du fluide électrique du muscle au nerf, et du nerf au muscle. Il rapportoit aux mêmes causes l'apoplexie. Mais il avouoit en même-tems ne pouvoir expliquer ainsi que les paralysies et les apoplexies, qui se forment lentement et par degré ; quant à celles qui frappent subitement, et prennent avec violence, il les attribuoit à un flux précipité d'Electricité animale vers le cerveau, et les expliquoit de la même manière que l'on explique la mort des animaux, par la bouteille de Leyde. Relativement à l'épilepsie et aux maladies convulsives, ce célèbre physiologiste les rapportoit au fluide électrico-animal vicié, qui se porte en trop grande abondance vers le cerveau. Il pensoit en conséquence qu'il étoit important de déterminer, dans tous ces cas, laquelle des deux Electricités, positive ou négative, convient le mieux. On sent que la dernière doit être particulièrement appliquée, lorsque la maladie est produite par un surcroît d'Electricité animale.

Les Allemands emploient le Galvanisme dans le traitement des maladies.

Les médecins Allemands commencèrent à faire usage du Galvanisme comme médicament. Ils firent à cet égard de nombreuses recherches; nous aurons souvent occasion d'en citer.

Maladie des yeux.

Pfaff paroît être celui qui, le premier, l'ait appliqué dans la paralysie du nerf optique. On en a obtenu des succès constans dans l'amorose. Volta et Humboldt l'ont employé avec avantage. Le journal de Loder contient des observations à cet égard. Ritter a aussi consigné des faits à ce sujet. Geiger dit avoir réussi dans la même circonstance; mais il regrette de n'avoir pu continuer de suivre ce traitement sur son premier malade. La seconde personne qu'il traita fut une femme, chez laquelle la suppression des menstrues paroissoit la cause de l'amorose, elle fut guérie lorsque le flux menstruel se présenta.

Reinhold cite à cet égard un grand nombre d'expériences faites par différens physiciens et par lui-même.

Grapengeisser, ami et coopérateur du célèbre Humboldt, a aussi fait usage du Galvanisme dans plusieurs amoroses, les unes imparfaites, les autres parfaites ou aussi complètes que possible. Ces faits se trouvent consignés dans un essai sur le Galvanisme, extrait du huitième volume de la bibliothèque germanique, médico-chirurgicale, par Brwer et la Roche. Le médecin de Berlin paroît, il est vrai, avoir employé dans tous les cas le traitement Galvanique concurremment avec d'autres stimulans, surtout avec les vésicatoires. Le rédacteur remarque que ces cures n'ont pas été complètes.

La première amorose que traita Grapeingeisser, fut celle d'un malade habitué à la boisson; lorsqu'il fût guéri, il recommença à se livrer à cet excès, ce qui lui causa une rechûte; il se soumit de nouveau au Galvanisme; mais cette fois il ne recouvrit pas la santé, parce que le traitement fut trop tôt abandonné.

Le même rapporte encore avoir obtenu une guérison imparfaite dans une amorose. Cette fois le malade arriva seulement au point de pouvoir distinguer les objets.

Il parle ensuite d'une jeune personne qui avoit une complication d'amorose et de cataracte. L'opération de cette dernière ayant été faite heureusement, la malade fut soumise pour l'amorose subsistante à un traitement Galvanique, elle en ressentit de légers avantages ; mais l'inflammation de l'œil, excitée par les contractions Galvaniques, força bientôt à abandonner la cure.

Le même médecin rapporte encore avoir tiré de ce remède quelqu'avantage dans la goutte sereine et la foiblesse de la vue.

Le docteur Flies se trouve aussi cité pour avoir guéri une goutte sereine, naissante à l'œil gauche.

Paralysies. Le traitement Galvanique a été également tenté dans les paralysies. On s'est occupé de son application dans ces maladies à l'école de Médecine de Paris. C'est principalement au célèbre et savant Hallé, de l'Institut national, que l'on doit les premières recherches faites à cet égard ; ce médecin a fait ses premiers essais sur un homme affecté d'une paralysie de presque tous les muscles de la joue gauche, il paroît avoir eu un succès, sinon complet, du moins marqué dans l'espace de trois mois.

Grapeingeisser a obtenu la guérison d'une paralysie sur la jambe, au point d'avoir rendu l'usage de ce membre au malade qui en étoit auparavant privé. Cette cure ne lui laissa aucun doute sur l'efficacité de ce remède en pareil cas.

Bohr

Bohr rendit par ce moyen l'usage d'un bras paralysé.

Le professeur Pfaff a raconté au citoyen Richerand, médecin, avoir tenté ce remède dans le cas d'hémiplégie et avoir réussi.

Grapeingeisser a eu dans le même cas un semblable succès.

Geiger rapporte l'histoire d'un malade paralysé, qui, par l'action du fluide Galvanique, parvint à donner les plus grandes espérances d'une parfaite guérison.

Le même dit encore avoir eu le plaisir de renvoyer un arthritique, tombé dans cet état par répercussion de gale, après l'avoir totalement guéri par le Galvanisme.

Le cit. Jadelot nous a assuré verbalement avoir obtenu un succès complet sur une femme affectée d'une paralysie sur la langue, à la suite d'une couche.

Une lettre adressée par un étudiant en médecine, nommé Oppermann, au citoyen Husson, annonce un succès dans une paralysie, plus marqué que ceux obtenus jusqu'ici par le Galvanisme.

Geiger cite encore des expériences faites sur des épileptiques ; il rapporte en avoir obtenu des changemens de paroxisme, qui devinrent alors moins fréquens. Epilepsie.

Crèves prétend qu'on peut employer le Galvanisme avec succès dans l'asphixie ; Asphixie. mais Humboldt ne pense pas que l'on en puisse retirer un grand avantage.

L'Ecole de Médecine de Paris a essayé de

soumettre des animaux asphixiés à l'action Galvanique ; elle s'est proposée dans ses recherches de déterminer l'action de ce stimulant sur les organes musculaires. C'est principalement sur des lapins et de petits cabiaïs ou cochons d'Inde, qu'elle a fait ses expériences. L'état de susceptibilité des organes nerveux et musculaires a présenté des phénomènes particuliers, suivant la différence des causes des asphixies (*e*).

Aldini propose ce moyen, comme curatif, pour quelques-unes des maladies de cette espèce ; il dit l'avoir employé avantageusement.

Surdité.

Grapeingeisser cite plusieurs circonstances où il s'est servi de l'application Galvanique dans le traitement de surdité : ce fut principalement sur une personne née sourde sans vice de conformation (1), ou devenue sourde en nourrice ; elle éprouvoit dans l'oreille un ébranlement confus, et il falloit un bruit très-fort pour attirer son attention. La guérison a été telle, qu'elle put entendre très-clairement d'une oreille. Le même médecin nous annonce aussi l'entreprise de la guérison de deux sourds-muets par le traitement Galvanique ; mais des circonstances imprévues ne lui ont pas permis d'achever ces

---

(1) Ce fait nous a été attesté par le citoyen Lavalette, alors attaché à l'ambassade de Berlin ; ses lumières et sa véracité ne nous permettent point de révoquer en doute cette guérison.

cures : il ajoute avoir opéré un changement heureux, mais momentané, sur un homme devenu sourd par l'impression du froid. A la fin du traitement, le malade entendoit très-distinctement.

Il a guéri complétement une personne sourde de l'oreille droite.

Robertson a Galvanisé deux sourds ; l'un d'eux a été presque guéri au bout de trois mois ; mais quelque tems après la maladie a recommencé.

Le docteur Hallé a tenté les effets du Galvanisme sur une personne qui entendoit très-difficilement ; il n'a obtenu que peu de succès.

Ces maladies ne sont pas les seules que l'on ait soumis au traitement Galvanique. Humboldt cite une expérience curieuse tentée par Grapeingeisser sur les intestins d'un homme attaqué d'une hernie scrotale : il conclut de cette expérience, que le Galvanisme agit sur le mouvement péristaltique du canal intestinal.

Traitement Galvanique tenté sur une hernie scrotale.

Plusieurs médecins assurent avoir eu de très-bons effets de ce remède, dans les affections rhumatismales, la goutte et le goêtre.

Sur le rhumatisme, la goutte et le goêtre.

Aldini dit en avoir vu aussi quelque soulagement, mais foible et momentané, sur des personnes privées de leur raison, et plongées daus un état d'imbécillité. Ces expériences ont été tentées dans plusieurs hospices de Paris, et on croit avoir remarqué

Imbécillité.

une légère amélioration dans l'état des malades pendant la Galvanisation.

Forcés de nous resserrer dans les bornes que nous nous sommes prescrites, nous ne nous étendrons point sur d'autres guérisons, soit totales, soit partielles; les relations peu authentiques que nous en avons, nous empêchent de les consigner ici.

Guérisons récentes non encore publiées.

Indépendamment des cures que nous venons de citer, il en est encore qui n'ont point été publiées. Le citoyen Dudangeon, par l'application seule du Galvanisme, vient de mettre en état de marcher un cocher du consul Cambacerès, attaqué d'une sciatique; cette maladie avoit résisté à tous les secours de l'art. Notre collègue Robertson a aussi guéri, par l'application seule du Galvanisme, une personne qui avoit une douleur causée par une chûte; l'action Galvanique a suffi pour procurer à la partie malade une inflammation, suivie d'un écoulement d'humeurs. Le cit. Nauche a aussi annoncé à la Société Galvanique avoir opéré, par ce seul remède, la guérison d'une jeune personne paralysée.

Il est encore beaucoup de personnes soumises dans cet instant à ce traitement: l'amélioration obtenue dans leur état donne lieu d'espérer les succès les plus satisfaisans.

Notre collègue Pajot-la-Forêt traite dans ce moment une personne paralysée, qui peut déjà remuer la main, quoique le traitement ne dure que depuis à-peu-près un mois.

Il est une circonstance que notre véracité nous oblige de rapporter ; c'est que ce remède n'a été employé seul que très-rarement. Les médecins les plus connus pour en avoir tenté l'usage, le joignirent presque toujours à d'autres moyens curatifs extrêmement puissans. Cette observation ne peut-elle pas faire présumer que, le plus fréquemment, le Galvanisme n'agit que comme auxiliaire, et comme un puissant stimulant, d'autant qu'il facilite les secrétions, augmente les sérosités des plaies, provoque par conséquent l'écoulement des humeurs, donne plus de promptitude au battement du cœur, hâte les pulsations du pouls, rend plus abondante la transpiration, et irrite le système animal tout entier.

Observation sur les traitemens Galvaniques.

De semblables propriétés ne peuvent-elles pas faire espérer que, dans beaucoup d'autres circonstances, le Galvanisme pourra devenir d'une grande utilité.

Conjectures sur l'utilité du Galvanisme dans le traitement de plusieurs autres maladies.

La sensation, accompagnée d'un éblouissement violent, qui a lieu lorsque l'on applique sur les gencives deux armatures métalliques que l'on met en contact, ne peut-elle pas donner des inductions à espérer que l'on en retirera quelque soulagement dans les maladies des dents.

Les expériences de Bouviers de Nantes, qui opéra, en présence du médecin Gerber et du chirurgien Baca, la dissolution d'un gravier très-dur et pesant un grain, et diminua de la cinquième partie de son poids un autre fragment de calcul du poids de cinq grains, en les soumettant l'un et l'autre pendant vingt-quatre heures à l'action d'une pile Galvanique, donnent sans doute lieu à espérer que ce fluide pourra devenir un nouveau moyen curatif contre les maladies de la vessie.

Utilité du Galvanisme pour éviter les inhumations prématurées.

Avant de finir de parler des applications utiles du Galvanisme, nous devons l'indiquer comme un moyen qui peut servir à empêcher l'inhumation prématurée de personnes tombées en léthargie. Pour juger si la mort est réelle ou apparente, il suffit d'introduire dans les parties musculaires les pointes d'un excitateur Galvanique.

En parlant des applications du fluide Galvanique, nous ne sommes entrés dans aucun détail relativement au mode du traitement. Nous regrettons de ne pouvoir nous étendre sur un sujet qui présente tant d'intérêt à ceux qui s'occupent de l'art de guérir. Nous nous bornerons à faire observer que l'on peut le porter sur toutes les parties du corps où l'on le juge nécessaire, et que celui qui Galvanise peut varier, autant qu'il le juge convenable, l'action de ce fluide.

La pile de Volta est l'appareil le plus commode, dans les circonstances où l'on veut tenter un traitement Galvanique, à l'aide d'excitateurs qui ressemblent assez à ceux d'une machine électrique; on fait communiquer les parties affectées avec ses deux pôles ou extrémités. On conçoit que celui qui veut diriger l'action du fluide, doit tenir ces excitateurs à l'aide de quelqu'une des substances isolantes dont nous avons parlé dans notre première partie.

Nous ne remplirions qu'imparfaitement l'intention que nous avons eu en entreprenant cet Ouvrage, si nous ne le terminions en présentant brièvement l'analyse de quelques-uns des auteurs qui ont rendu le plus de services au sujet que nous traitons.

NOTICE

Des principaux Auteurs qui se sont occupés du Galvanisme.

Pour remplir le but que nous nous sommes proposés, il nous reste à donner une notice des principaux ouvrages qui traitent du Galvanisme. Le nombre des physiciens qui se sont occupés de recherches relatives à ce fluide, étant trop considérable pour que nous les passions tous en revue, nous nous bornerons à ceux qui, les premiers, ont dirigé leurs travaux vers cette branche de la physique. Déjà nous avons eu occasion de dire qu'ils étoient partagés d'opinions; que les uns regardoient le fluide Galvanique comme un fluide particulier, et les autres comme identique avec le fluide électrique. Nous allons citer ceux qui, dans l'une et dans l'autre hypothèse, ont le plus cherché à accréditer leur manière de voir. Pour apporter à cet article le plus de clarté et de précision possible, nous en formerons deux classes.

Ière. CLASSE.

Première opinion des physiciens sur le Galvanisme.

Physiciens qui regardent le Galvanisme comme un fluide particulier (1).

Galvani.

L'auteur de la découverte du Galvanisme doit tenir ici la première place. Depuis longtems il avoit conçu l'existence de l'Electricité animale, et ce fut le hasard qui confirma ses soupçons. Nous ne rappellerons pas ici ce que nous avons rapporté dans l'histoire de la découverte du Galvanisme. Amené à un point qui devoit être celui d'où sortiroit un jour un faisceau de lumières, le professeur de Bologne commença par comparer l'Electricité animale avec l'Electricité commune; attribua bientôt à la première les contractions musculaires; chercha à déterminer les lois auxquelles ce fluide étoit subordonné, et passa enfin à l'examen de l'Electricité de la foudre, qu'il trouva opérer aussi les contractions musculaires, et produire les mêmes phénomènes.

---

(1) Parmi les physiciens qui regardent le Galvanisme, comme un fluide particulier, nous rangeons non-seulement ceux qui le distinguent totalement des autres fluides, mais aussi ceux qui le regardent comme le fluide électrique différemment modifié.

Jusqu'ici Galvani n'avoit vu que des effets purement électriques, et, quoique touchant du doigt la découverte du Galvanisme, il n'avoit pas séparé ces deux fluides. Ce ne fut qu'à l'époque ou il s'apperçut de l'influence des métaux sur les mouvemens musculaires, soit à l'air libre, soit dans le vuide, qu'il conçut clairement leur existence indépendante l'un de l'autre. Il crut alors devoir examiner la différence d'action des métaux homogènes et hétérogènes. Il rechercha si les contractions résultoient d'une Electricité positive ou négative, et dans quels cas. Il conçut que l'une et l'autre résidoit dans le système animal, s'appliqua à rechercher son véritable siége, et crut avoir découvert une loi générale de la nature, qui lui fit regarder le fluide qui se distribue dans les nerfs comme une émanation de l'organe cérébrale, dont les muscles étoient les réservoirs ; ce qui lui donna lieu, comme nous l'avons dit plus haut, de comparer les derniers à des espèces de bouteilles de Leyde.

Humboldt, dès les premiers pas que l'on fit dans cette nouvelle carrière, rejetta l'irritation des métaux comme source de contraction. Il regarda l'expression d'Electricité animale comme hasardée, pensa que celle de Galvanisme devoit lui être substituée, et avança quelle ne se manifestoit que par la réaction de la fibre sensible. Il fonda à cet égard son opinion sur la possibilité d'exciter des contractions musculaires, sans le concours Humboldt.

des métaux ; ce qui résulte d'un grand nombre de ses expériences. Il reconnut que l'on forme des conducteurs avec des substances métalliques et charbonneuses. Il obtint des contractions par des armatures de métaux homogènes, forma une chaîne Galvanique, en couvrant une face des plaques métalliques avec la vapeur de l'haleine, fit voir par une conséquence naturelle de l'expérience précédente que l'atmosphère humide peut servir de conducteur ; que l'irritabilité est une condition indispensable pour le succès des expériences. Il avança que la force des contractions augmente en raison de toute la surface de l'armature du nerf ; il examina l'influence des métaux purs, des sulfures métalliques de l'oxide de manganèze, du charbon de bois, du charbon de terre, du bois, de la blende carbonée, du graphit, de la pierre de Lydie, du schiste alumineux, de l'eau, de la glace, de l'eau en vapeur, des acides, des alkalis, de l'huile, du savon, de toutes les substances graisseuses, résineuses, gommeuses, etc. Il regarda le Galvanisme comme un moyen analytique propre à éclairer sur l'état de pureté ou d'alliage des métaux. Dans une lettre qu'il écrit à Blumbach, il prouve par des expériences neuves et qui lui appartiennent, que l'on peut entretenir la communication de l'arc Galvanique, malgré la ligature des nerfs des artères, et que les contractions ont une force égale, mais qu'il est essentiel que le nerf qui doit exciter un muscle à se contracter, soit uni organiquement avec lui. Il considéra les effets des milieux sur le fluide Galvanique. Ces essais furent faits dans sept espèces de gaz, dans le vuide, dans l'air condensé, dans les liqueurs. A l'exemple de Schmuck, il fit des recherches Galvaniques sur les plantes, elles ne furent point couronnées d'un grand succès; il porta ensuite ses observations sur les nerfs des vers, des sangsues, des lombries, de plusieurs espèces de seiches, des nayades, des lesnées, des tenias, des différentes espèces d'ascarides et de beaucoup d'autres insectes. Les poissons eux-mêmes ne purent échapper à son œil observateur. Il remarqua également l'action Galvanique sur les amphybies, vit que la torpeur des animaux augmentoit leur irritabilité. Il Galvanisa également les oiseaux, et fit l'application du fluide Galvanique à toutes les anastomoses nerveuses dans l'homme. De tous ces faits, l'auteur forma une théorie qu'il fonda sur l'existence d'un fluide particulier circulant dans les organes, et sur son accumulation, occasionnée par les obstacles qu'il rencontre.

Aldini, neveu de Galvani, a fait plusieurs recherches sur l'Électricité animale. Le résultat de ses travaux est consigné dans plusieurs dissertations qu'il a publiées. Il y a traité des forces de l'Electricité sur le mouvement musculaire, et après un grand nombre d'expériences qu'il rapporte, il con- Aldini.

clut que l'Electricité animale est soumise aux mêmes lois que l'Electricité commune. Il admet, dans l'une et dans l'autre, l'Electricité positive et négative, fait résider l'une dans les nerfs et l'autre dans les muscles. Il a donné un Commentaire dans lequel il traite de l'usage et de l'activité de l'arc conducteur dans les contractions musculaires, fait voir la possibilité d'établir l'arc avec un seul métal, même de le former sans métaux. Il tente de prouver que l'Electricité animale ne peut être attribuée aux métaux. Il cite plusieurs expériences qu'il fait coïncider avec son opinion ; et, en comparant l'Electricité commune et l'Electricité animale, il montre les différences qu'il croit y appercevoir.

Fowler.

Fowler dirigea la plupart de ses expériences Galvaniques sur la physiologie ; il adopta le systême de Galvani sur la nature du fluide Galvanique; il étaya son opinion de recherches multipliées ; il examina si c'est bien le fluide électrico-animal qui est mis en jeu dans l'action Galvanique; s'il agit comme dans la bouteille de Leyde, et si ce sont les muscles, les nerfs et les vaisseaux organisés qui partagent son action. Il prétend reconnoître par-là la source d'où résultent les muscles et les nerfs.

Valli.

Valli de Pise s'est un des premiers livré à des recherches sur le fluide Galvanique. Il a fait des expériences très-multipliées, dont les détails se rapprochent singulièrement de ceux obtenus par Galvani ; ce qui lui donna lieu de se ranger parmi les sectateurs de ce savant distingué.

IIème. Classe.

Physiciens qui regardent le Galvanisme comme identique avec l'Electricité commune. Seconde opinion des physiciens.

Parmi les physiciens qui embrassèrent une opinion opposée à celle de Galvani, on doit d'abord compter Volta. Dès les premières expériences qu'il fit, il crut appercevoir l'identité des deux fluides; ce qui le porta à faire des recherches pour déterminer et mesurer la force d'Electricité nécessaire pour exciter les contractions musculaires : il vit qu'une Electricité à peine scintillante suffisait; il la réduisit même, en quelque sorte, au minimum, puisqu'elle ne marquoit que la dixième partie d'un centième de degré à son électromètre, et remarqua qu'elle avoit encore de l'action : il annonça que l'arc animal ne servoit qu'à recevoir et à manifester l'influence Galvanique, qui, selon lui, n'étoit que l'influence électrique, mais peu ou point à la produire. L'irritation musculaire n'étoit par conséquent, dans son hypothèse, qu'un effet électrique, produit par le contact mutuel des métaux qui formoient l'arc excitateur. Le premier, il imagina de rapporter à l'action Galvanique la saveur des métaux reconnue Volta.

par Sulzer ; il conçut la possibilité de construire des appareils à l'aide desquels on peut augmenter à volonté l'action Galvanique ; il reconnut une différence d'action dans leurs deux pôles, parvint à classer les métaux de manière que chacun d'eux, par le contact avec celui qui le précède, devînt positif, et négatif avec celui qui le suit ; il établit la nécessité d'une substance humide comme conductrice, et remarqua que les acides et les dissolutions salines étoient les liquides qui jouissoient le plus de la conductibilité. La bouteille de Leyde (*f*), ainsi que l'électromètre, lui ont aussi servi à mesurer la force de ce fluide. Il ne s'est pas borné à faire toutes ces expériences un petit nombre de fois, il les a répétées authentiquement, non-seulement dans son laboratoire, sous les yeux de ses amis et de ses compatriotes ; mais encore dans plusieurs autres endroits ; les savans les plus distingués de Paris en ont été tous témoins : les premières eurent lieu dans le laboratoire du célèbre Fourcroy, et un des principaux témoins fut le modeste et estimable Vauquelin. L'intérêt que le professeur de Pavie inspira à l'Institut national, en lui répétant ses expériences, fut suivi d'un rapport solemnel que l'on y fit, et dans lequel se trouva exposée au plus grand jour son ingénieuse théorie. Ces travaux ne sont pas les seuls qui aient été tentés par Volta ; mais la difficulté que nous avons eu de nous procurer les ouvrages

Italiens qui en traitent, ne nous permet pas de nous étendre davantage.

Pfaff est un des premiers qui embrassa l'opinion de Volta; il répéta, très en détail et en grand, ses expériences; il les fit avec Van-Marumn à Harleim, dans le laboratoire de Teller. Il observa que les contractions sont d'autant plus vives, que l'armature métallique est mise en contact avec une portion plus considérable de muscles; ce qui n'a pas lieu pour les nerfs. Pfaff.

Crèves rapporta, par ses expériences, les phénomènes Galvaniques à l'Electricité commune. Il attribua les irritans, découverts par Galvani, à la classe des irritans chimiques; ce qui lui servit à expliquer la décomposition de l'eau, que l'on observe pendant que l'action Galvanique se produit. Crèves.

Ritter a aussi fait des expériences assez multipliées, qui le portèrent à embrasser l'opinion de Volta. On lui doit plusieurs observations, relatives aux phénomènes d'attraction et de répulsion opérés par la pile. Ritter.

Van Marumn qui, comme nous l'avons dit plus haut, a partagé avec Pfaff ses travaux importans, a cru pouvoir conclure contre l'opinion de Galvani, qu'il avoit d'abord adoptée, ainsi qu'on peut le voir dans une de ses lettres à Volta. Van Marumn.

Bornés par les limites, que nous nous sommes proposés, nous avons à regretter de ne pouvoir cumuler dans cette liste un plus grand nombre de physiciens, et soutenir plus long-tems cette espèce de controverse. Il en est qui, dans l'une et dans l'autre opinion, ont beaucoup servi à l'avancement de cette partie de la physique. Sans analyser leurs travaux, nous devons cependant leur rendre un témoignage authentique. De ce nombre sont les commissaires chargés d'examiner et de vérifier les phénomènes Galvaniques, annoncés dans les divers Mémoires communiqués à l'Institut national; les cit. Fourcroy, Vauquelin et Thénard, qui ont fait des travaux en commun pour découvrir la nature chimique du fluide Galvanique; le cit. Gautherot, qui a publié plusieurs Mémoires intéressans, relatifs à plusieurs phénomènes Galvaniques qu'il a observés, aux diverses substances que l'on peut employer pour former des piles, au moyen de se procurer un Galvanoscope, etc.; les cit. Hachette et Desormes, qui ont tenté la construction d'une pile sèche, etc. etc.

A ces noms, justement recommandables, nous pourrions en joindre encore beaucoup d'autres, tant Français qu'étrangers. Parmi ces derniers, nous distinguerons les Nicholson, les Humphry Davy, les Bishof (*g*), les Bunniva, les Vassali Eandi (1), les Giulio, les Fabroni, les Spallanzani, les Camille

---

(1) Vassali Eandi, dans un ouvrage dont nous faisons suivre l'extrait a émis une opinion qui lui est particulière sur la nature du Galvanisme. Le citoyen Gautherot, paroît embrasser à-peu-près la même.

Galvani,

Galvani, les Brugnatelli, les Grappeingeisser, etc.

Outre les recherches faites par tous ces savans, il en est d'autres entreprises dans ce moment ; mais dont les résultats sont incomplets. Nous nous abstiendrons d'en parler ; laissant à leurs auteurs l'avantage de les publier, lorsque leurs travaux seront couronnés d'une heureuse réussite.

REMARQUES PARTICULIÈRES.

(*a*). Pag. 13. Cette pile, considérée d'abord comme dépourvue de substances humides, nous paroît cependant devoir son action à l'eau de cristallisation du sel et à l'humidité que conserve l'amidon employé.

(*b*) Pag. 13. Nous n'osons prononcer sur l'authenticité de cette expérience.

(*c*) Pag. 16. Il y a encore un grand nombre de substances sur les propriétés desquelles les physiciens ne sont pas d'accord, quant à la conductibilité ou non conductibilité; la flamme se trouvoit dans ce cas. Plusieurs expériences, peu concluantes, avoient porté à croire qu'elle devoit être rangée dans la seconde classe. Nous n'avions pu nous décider à partager cette opinion, lorsque l'on tenta de vérifier ce fait en présence de la Société Galvanique. La première expérience qui fut faite sans isoler la flamme, quoique nous l'ayons demandé, parut favorable au système de ceux qui mettoient la flamme au rang des corps isolans; mais, notre collègue Robertson ayant isolé le corps incandescent, la flamme rétablit la communication entre les conducteurs séparés par un léger intervalle, et soutenus par des corps idio-Galvaniques. (Nous n'avons pas pu rapporter cette expérience intéressante dans le cours de notre Ouvrage, qui étoit sous presse quand elle fut faite.)

(*d*) Pag. 27. Les physiologistes qui se sont occupés du Galvanisme, ont tous reconnu jusqu'à présent, que les animaux à sang froid conservoient leur irritabilité plus long-tems que les animaux à sang chaud.

(*e*) Pag. 34. Il est des asphixies dans lesquelles les animaux perdent leur irritabilité, tandis que dans d'autres elle n'est que diminuée ou suspendue. Nous croyons à cet égard pouvoir joindre une note extraite du programme du cours de physique fait à l'école Polythecnique, par Etienne Barruel.

Irritabilité détruite dans les animaux asphixiés par,

Le gaz hydrogène sulfuré.
La vapeur du charbon.

Irritabilité diminuée par,

Le gaz ammoniacal.
Le gaz azot.
L'air épuisé par la respiration.
Le gaz hydrogène sulfuré contenant du soufre.

Irritabilité suspendue par,

Le gaz acide carbonique.

Irritabilité non altérée par,

Le gaz hydrogène pur.
Le gaz hydrogène carbonné.
Le gaz acide muriatique oxigéné.
Le gaz acide sulfureux.
La privation d'air sous le récipient de la machine pneumatique.

(*f*) Notre collègue Robertson, qui partage l'opinion de Volta sur la nature du fluide Galvanique, a construit une bouteille de Leyde qui rapproche la théorie du Galvanisme de celle de l'Electricité. Cette bouteille a son armature intérieure en argent, et son armature extérieure en zinc; les effets en sont trés-énergiques. L'auteur de cet appareil en a parlé dans une des dernières séances de la société Galvanique.

(g) Humphry Davy a répété l'expérience de la combustion du fil-de-fer, opérée par Fourcroy, Vauquelin et Thénard, en se servant d'un appareil Galvanique composé de vingt couples de pièces de cuivre et zinc de treize pouces de large; il a trouvé qu'un fil-de-fer de deux pieds de long et d'un quatre-vingtième de pouce de diamètre, placé dans un cercle Galvanique, acquéroit une chaleur assez forte pour faire bouillir promptement de l'eau avec laquelle on le mettoit en contact; et le physicien Anglois a encore remarqué que le fil, dans ce cas, conserve sa chaleur pendant plusieurs minutes. Ces faits sont extraits du journal de Van-Mons.

DISSERTATION

DE

JEAN ALDINI

Sur l'origine et les progrès de la théorie de l'Electricité animale.

MON dessein est d'exposer en peu de mots l'origine de l'Electricité animale, ses progrès, les expériences faites par Galvani, et de mettre au grand jour les phénomènes qui ont précédé ou suivi la découverte de ce grand homme.

Quoique l'Electricité animale n'ait pas commencé comme l'Electricité commune, cependant elle a éprouvé de semblables vicissitudes. Cette belle invention de l'Electricité par Thalès de Milet est restée long-tems dans l'enfance, ou plutôt ensevelie dans l'oubli jusqu'à cet âge heureux de Beccaria, d'Alibard, de Wilson, d'Epinus et sur-tout de l'immortel Franklin, qui élevant au ciel des conducteurs, ne craignit point de défier la foudre de Jupiter. Le laps des tems, les fables des poëtes ont altéré beaucoup de phénomènes observés par les anciens.

Tout le monde sait ce que Ciceron, Tite-Live, Valère-Maxime ont écrit des flammes vues sur la tête de Servius Tullius. Les anciens étaient tellement imbus d'opinions superstitieuses sur l'Electricité, que Virgile a chanté dans ses vers ce feu qui entouroit la tête de Jule. Hermolaus Barbarus, Aldrovandus ont rapporté que des corbeaux qui, au milieu de la tempête, s'étoient élevés très-haut, avoient leur bec en feu; que des aigles, par l'effet de la foudre, avoient été environnés d'une lumière si extraordinaire, qu'ils brilloient dans le ciel comme des planètes. C'est peut-être pour cela que les poëtes l'ont regardé comme l'oiseau consacré à Jupiter et le ministre des foudres. Cette interprétation est fort dans le systême de Guenau de Montbeliard, qui s'est appliqué à prouver que les fables tiraient leur origine de quelques vérités. Or tout celatendoit à prouver que l'on reconnoissoit déjà depuis long-tems une Electricité, non point propre aux animaux, mais seulement communiquée. Les effets en étoient connus et décrits long-tems auparavant, par ces étoiles qui entouroient le sommet des mâts des navigateurs, par ces feux observés la nuit sur les sentinelles, et dont Cesar parle, lorsqu'il dit que le sommet des piques de la cinquième légion avoit brillé d'un grand éclat pendant toute la nuit. Nous ne parlerons point ici de l'Electricité communiquée aux animaux; mais nous traiterons en général de celle qui leur est propre, et ensuite de celle qui se remarque dans les hommes.

D'abord se présentent les belles expériences de Gordonius, qui firent appercevoir l'Electricité dans les chats; il se servit de corps cohibans et il réunit tant d'Electricité, qu'il excita une très-prompte ascension de l'esprit de vin. Hartman et Dubois firent connoître l'Electricité qu'ils avoient remarquée dans les plumes de l'oiseau appelé *cakatoé* et qu'ils développoient par un léger frottement. Que dirai-je de la torpille qui, par ses explosions électriques, se met à l'abri de l'injure des grands poissons et, jetant l'épouvante parmi les petits, les dévore ensuite facilement. Aristote et Pline connoissoient déjà les propriétés de la torpille, mais Wolsius et Spallanzani, par leurs observations, ont reconnu l'un, comme dans la construction d'un tableau magique, une Electricité positive sur le dos, une Electricité négative sur le ventre; l'autre des commotions qu'il arrête à son gré par l'interposition d'un corps idio-électrique, et remarqua les secousses, tant dans la torpille, plongée dans l'eau, que dans le fœtus renfermé dans le sein de la mère. Vanderlot et Bajouius ont reconnu des phénomènes approchant de ceux de la torpille dans les anguilles que l'on trouve sur les bords de Surinam et de Cayenne. Depuis la famille des poissons électriques s'est agrandie. L'un appelé le *trembleur*, l'autre rapporté au genre tetrodon et décrit dans les

Transactions Angloises de l'année 1786, sans compter beaucoup d'autres que les physiciens modernes découvriront, ne tarderont point à former un bataillon de poissons électriques, dont les incursions pourront peut-être un jour être très-funestes aux habitans des eaux de l'Océan.

Nous avons même sur terre des animaux qui semblent rivaliser avec la torpille pour la vertu électrique. On voit dans une lettre insérée dans un Traité sur l'Electricité médicale, imprimé à Naples en 1789, que le célèbre Coton, ayant coupé avec un scapel l'épigastre d'un rat qu'il tenoit avec force de la main gauche, ressentit tout-à-coup une très-vive commotion, qui passa du bras aux épaules et ensuite à la tête avec tant de force, que, frappé d'un surprise étonnante, il jetta loin de lui l'animal qui avoit produit ce phénomène. La durée de la douleur fut de plus d'un gros quart-d'heure, et c'est à elle que nous devons la publication de cette nouvelle et glorieuse découverte. Les expériences ont confirmé les observations de Coton, de Vassali et d'autres. On peut le voir dans les Mémoires de Physique, imprimés à Turin, en 1789, sur l'Electricité des taupes et des chats. Mais la nature si prodigue d'Electricité envers les brutes seroit bien injuste, si elle en étoit avare envers les hommes. On savoit déjà que Camus s'étoit fait un *électrophore* avec des nerfs desséchés. Souvent les os d'un crâne humain, froissés les uns contre les autres, m'ont donné des signes sensibles d'Electricité. Saussure, célèbre par plusieurs découvertes dans la physique, à excité sur un homme vivant l'Electricité par un léger froissement ; il l'a fait monter après une courte promenade sur un isoloir, et en lui faisant toucher légèrement l'électromètre, il a remarqué aussitôt une grande divergence dans les fils. Sauvage, dans son Traité sur l'Hémiplégie, dit que les parties inférieures de certains hommes répandoient, après la promenade, une vapeur électrique. Fougeroux, Bovilet, Laura, ont souvent vu des étincelles s'echapper des hommes vivans, lorqu'ils mettoient des habits de soie dans des lieux très-ténébreux. Symmeroy, en ôtant ses bas, a souvent remarqué une vive Electricité qui s'échappoit de ses jambes. Lorsqu'il tiroit deux bas de la même jambe, l'un blanc et l'autre noir, il se formoit alors deux Electricités contraires, l'une positive, l'autre négative ; mais ces phénomènes paroissent plus tenir au frottement de la soie qu'à l'Electricité naturelle de l'homme ; on a souvent remarqué l'Electricité animale dans les yeux long-tems fixés sur les mêmes objets. Bartholin, dans son Traité sur la Lumière des Animaux, parle d'un homme que tout le monde pouvoit connoître, des sourcils duquel on voyoit s'échapper beaucoup de lumière. Le même auteur ajoute qu'il avoit souvent remarqué que les yeux des hydrophobes étoient enflammés. En sorte qu'il ne regardoit point comme fabuleux ce que l'on racontoit d'Alexandre qui, au milieu du combat, étoit tellement embrâsé de l'ardeur de la gloire, que l'on voyoit ses yeux briller.

Mais laissons au génie à tirer parti de ces conjectures. L'Electricité a été pour les physiciens et les phisiologistes un grand moyen pour expliquer les phénomènes que présentent les hydrophobes. Ils n'ont point balancé à rapporter à l'Electricité des nerfs optiques mis en jeu ces rayons lumineux de couleur variée, ces bluettes qui font dire qu'on a vu les étoiles, lorsqu'on a reçu des coups violens sur les yeux.

Quelquefois on a regardé l'Electricité animale comme la cause des accidens les plus fâcheux. Maffei, Blanchin, Wilmer ont cité ces affligeantes explosions qui, dans un jour serein, ont foudroyé des hommes et les ont réduits subitement en poudre. Plusieurs physiciens rapportent à la seule Electricité animale ces effets de la foudre dans les maisons. Nous serions de leur avis, s'ils ne rejettoient pas le concours d'autres causes. Nous aimons mieux nous abstenir de ces hypothèses, dans la crainte qu'en voulant rapporter tous les phénomènes à la seule action de l'Electricité, nous ne fassions rejetter son influence, même dans les cas où elle agit évidemment. Suivant notre but, ne parlons que des phénomènes qui prouvent l'existence certaine de l'Electricité animale. Bridonius a consigné, dans les Mémoires de la société royale de Londres, qu'il avoit observé de l'Electricité dans les cheveux. Tout consistoit à placer deux hommes, l'un sur un plan déférent, l'autre sur un isoloir. Le premier se fait peigner par le second ; celui qui étoit sur l'isoloir étoit comme conducteur de la machine électrique animale. On en tira de vives étincelles, on fit monter l'esprit de vin, et l'on parvint à charger la bouteille de Leyde, jusqu'à donner à tous les assistans de vives commotions. Deux précautions sont nécessaires, l'une qu'il n'y ait ni poudre ni pommade dans les cheveux, l'autre, que, pour observer les étincelles, on soit dans une chambre très-obscure, afin que la lumière extérieure ne nuise point à l'éclat de l'Electricité animale que l'on veut produire.

Quoique ces expériences appartiennent à la théorie moderne de la vapeur électrique, cependant l'Electricité des cheveux n'avoit pu échapper à l'œil observateur du célèbre Mairan qui long-tems auparavant, avoit assez bien consigné ce fait dans ses écrits. Ce n'est pas seulement sur les parties extérieures, mais encore dans les parties internes que l'on avoit remarqué l'empire de l'Electricité. Vassali et Volta ont découvert par l'électromètre très-sensible de Cavallo une grande abondance d'Electricité dans l'urine d'un homme. Ces faits sont consignés dans les Mémoires sur l'Electricité animale, insérés dans le journal Physico-

Médical de Pavie. On lit dans les actes de l'académie de Pétersbourg en 1779, que Michel Puschkin, lorsqu'il se portoit bien, communiquoit une étincelle électrique à ceux qui le touchoient. Lassone, dans les Mémoires de l'académie des Sciences de 1777, dit avoir vu à Florence, dans un Russe, des phénomènes très-approchans de l'Electricité de la torpille. Long-tems auparavant, Gaubius, dans sa Pathologie, nous dit avoir observé les mêmes phénomènes dans un malade. Voilà donc maintenant les hommes investis de cette propriété étonnante que l'on n'avoit encore jusqu'alors attribué qu'à la torpille. Mais ces faits, tout importans qu'ils sont, paroissent encore bien éloignés de l'Electricité animale découverte par Galvani.

Sans doute son existence n'est point prouvée par l'électrophore formé avec des nerfs ou des os secs. Les étincelles qui s'échappent des cheveux, des membres ou des habits, ne la démontrent point; car, comme presque tous les corps secs deviennent en quelque façon cohibans, que la peau et les poils sont idio-électriques, il n'est pas étonnant que l'Electricité, excitée par le frottement, mérite plutôt le nom d'Electricité artificielle que d'Electricité naturelle. Saussure, dans ses observations précédentes, a fait connoître le pouvoir du frottement, en faisant isoler un homme nu, afin d'en tirer, par ce moyen, des étincelles. Mais, pour prouver que les phénomènes dont nous avons parlé ne doivent point être confondus avec la découverte de l'Electricité animale, reprenons de plus haut, et remontons avec soin à la théorie de Galvani.

Le commentaire de Galvani a quatre parties; la première et la seconde traitent de l'Electricité communiquée; la troisième de l'Electricité naturelle aux animaux, qui donne naissance aux mouvemens musculaires; dans la quatrième il propose des conjectures et tire des corollaires. Quand à la première et seconde partie, quoiqu'il fût notoire, chez les physiologistes, que l'Electricité artificielle avoit beaucoup de pouvoir pour exciter les mouvemens musculaires, cependant ils avoient coutume de l'employer pour exciter les muscles. Avant Galvani personne n'avoit découvert des contractions dans les muscles, par le seul effet de l'étincelle, même lorsqu'ils étoient éloignés du conducteur d'une machine électrique, ou environnés de toutes parts de récipiens de verre. Or, on les excite sur des grenouilles couvertes de toutes parts, ou séparées d'un conducteur par l'action de l'Electricité artificielle ou atmosphérique. Tant que subsistera la théorie de la vapeur électrique de Beccaria, on pourra conclure, même strictement parlant, de l'action de l'Electricité extrinsèque l'existence de l'Electricité animale, naturelle et intrinsèque; car les muscles plongés dans l'atmosphère d'une Electricité extrinsèque, positive, par exemple, ne peuvent devenir eux-mêmes électriques, qu'en trouvant une Electricité contraire, ou en se dépouillant de leur Electricité naturelle, dont l'action excite les mouvemens musculaires. Ainsi l'Electricité communiquée ne donne point elle-même la contraction; mais, rompant l'équilibre de l'Electricité naturelle des muscles, elle les porte à produire des contractions. Voilà, d'après la première et seconde partie du commentaire, l'Electricité propre aux muscles, qui, toutes les fois qu'elle est mise en mouvement, excite le muscle.

Si quelqu'un regardoit ce raisonnement comme trop hardi, qu'il ne rejette point les expériences sur lesquelles il est fondé, et qui ont frayé à Galvani la route pour arriver à la découverte de l'Electricité animale: ce n'est point une raison pour la chercher dans ces conjecctures que la troisième partie de son Commentaire lui attribue avec raison, comme fondée sur de nouvelles observations, et démontrée par l'expérience. On verra facilement que, par l'expression d'Electricité animale que nous avons employée ci-dessus, on doit attacher une nouvelle force et une nouvelle signification, d'après la découverte de Galvani: il nous a dit lui-même qu'il ne falloit véritablement regarder comme Electricité animale que celle qui par elle-même, sans le concours de l'Electricité artificielle, sans frottement, sans choc, s'excite dans les animaux à sang chaud ou à sang froid, qui accompagne les dernières forces vitales, qui circule entre les muscles et les nerfs.

L'Electricité animale a le noble emploi de veiller aux fonctions de l'économie animale, de compléter les mouvemens musculaires. On pouvoit aisément conclure le premier des phénomènes de la torpille et des autres animaux dont nous avons parlé ci-dessus. Le second est presque la conséquence nécessaire des observations de Galvani.

Toutes les expériences se réduisent enfin à prouver que, sans l'action d'une Electricité extérieure, même sans toucher aux muscles et aux nerfs, en approchant seulement un arc métallique, on produit les plus vives contractions, qui cessent entièrement, si une des extrémités de l'arc est enveloppée d'une matière cohibante. Les mêmes moyens qui développent l'Electricité artificielle, développent également admirablement bien le pouvoir de l'Electricité animale. On ne sauroit croire combien Galvani a tiré de secours des diverses armatures métalliques des muscles et des nerfs, pour expliquer l'Electricité animale. Il y a dans la machine animale deux sortes d'Electricités, l'une positive, l'autre négative. Si par un arc artificiel on rétablit l'équilibre, alors cessent tous mouvemens musculaires. Dans les animaux vivans, le défaut de l'arc artificiel est suppléé par l'humeur animale propre à conduire l'Electricité et à la ramener à l'équilibre. Ce principe qui coule par des corps déférens, dont le cours rapide est arrêté par des corps cohibans; ce principe qui obéit aux lois de l'équilibre, s'il n'est point l'Electricité, quels seront désormais les corps auxquels nous attribuons la vertu électrique?

L'Electricité ne sauroit se propager à travers divers corps déférens, sans éprouver quelques obstacles dans son passage. Ainsi différentes armatures ont été singulièrement utiles à Galvani pour reconnoître sa nature. En examinant la cause intime d'un phénomène si important, il paroît qu'on peut la rapporter aux propriétés chimiques de la vapeur électrique. Les physiciens modernes regardent l'Electricité logée dans les corps, comme un feu fixe, comme une chaleur latente, comme le phlogistique : selon eux, l'Electricité est un élément qui entre dans la composition intime des corps, et qui ne peut manifester ses effets qu'en se délivrant des liens d'un nœud étroit et d'une trop grande affinité : de-là la vapeur électrique produit des phénomènes analogues à ceux que Wilk, Black, Crawford ont reconnu récemment dans la chaleur latente et dans la capacité de certains corps, pour contenir le calorique. Sans doute la diversité des métaux, si puissante pour exciter les contractions, rend très-probable ce soupçon. Des feuilles d'or, extrêmement légères réunies avec d'autres armatures métalliques, n'excitent que très-peu, et quelquefois point du tout d'Electricité dans les animaux : or, cette faculté variable que l'on remarque dans les métaux, pour recevoir la vapeur électrique ou l'exciter, qu'indique-t-elle autre chose, sinon que les corps sont tellement disposés, qu'ils reçoivent en eux diverses espèces d'Electricité ?

De même que s'il y avoit deux corps doués, selon l'expression des physiciens, d'une même capacité, le calorique, par la même raison, se mettroit dans tous les deux en équilibre : ainsi, en employant des métaux homogènes, il n'y a point de raison pour que l'Électricité se porte plus vers l'un que vers l'autre; en sorte que, ne faisant point d'efforts pour se mettre en équilibre, il ne doit point y avoir de contraction. Suivant les conjectures de Thouvenel, les métaux, ainsi que les mines, ont des atmosphères d'Electricité propres ou spontanées, qui sont très-différentes entr'elles par leur intensité, et même opposées, sous le rapport de leurs déterminations effluente ou affluente, centrifuge et centripète, positive et négative ou mixte; que par conséquent les mines et les métaux ne doivent point être considérés seulement comme de simples corps déférens ou conducteurs d'Electricité artificielle communiquée, mais comme de vrais moyens moteurs, excitateurs ou condensateurs de l'Electricité naturelle ou spontanée; propriété qu'ils possèdent aussi à des degrés très-différens. Le même Thouvenel prétend avoir remarqué l'Electricité animale dans des hommes employés à la fouille des mines. Il n'est pas aisé de dire quel est le métal qui joue le premier rôle pour développer l'Electricité animale; cependant les observations de Volta paroissent l'avoir conduit à diviser les métaux en trois classes. Dans la première, il range le mercure, l'or, l'argent, le platine; dans la seconde, il place le fer, le cuivre, le laiton; dans la troisième, l'étain et le plomb.

Le zèle pour connoître l'Electricité animale ne s'est point renfermé dans le territoire de Bologne; mais il s'est répandu dans toutes les académies étrangères. Cette Electricité animale, que nous avons reconnue premièrement dans les quadrupèdes et dans les hommes, doit être exposée ici dans le même ordre où elle se trouve rangée dans les observations de Galvani. Les oiseaux, les poissons, les reptiles ont, pour la plupart, une Electricité assez remarquable. La queue d'une anguille coupée en travers, comme on le voit dans les observations intéressantes d'Eusèbe Vallé et de Massini, a donné de vives contractions pendant trente minutes, lorsqu'on eut armé sa moëlle épinière; les mouvemens s'affaiblirent insensiblement, et ne cessèrent entièrement qu'au bout de quarante-cinq minutes. La tête d'une anguille armée a donné des contractions moins vives, mais qui ont été d'une plus longue durée ; elles furent remarquées pendant cinquante minutes. On arma près de la tête la moëlle épinière de deux tanches, les nageoires se sont élevées cinq à six fois, et ensuite, après deux minutes au plus, elles n'ont plus donné aucuns mouvemens. Les aîles d'un pinson ont été légèrement contractées pendant trois minutes; les cuisses ne donnèrent point de signes de contractions. Dans un chat nouvellement né, on a obtenu dans les cuisses antérieures des mouvemens pendant un quart-d'heure. Un chien ayant été tué par la poudre à canon, on prépara ses membres, on les isola, et on parvint à y exciter des contractions : en y appliquant un arc métallique, les muscles ioglosses et génioglosses ont éprouvé de vives contractions; mais ceux du larinx, également armés, les éprouvèrent bien moins vives. Les lézards et les tortues ont donné les mêmes phénomènes. On les a observés dans les insectes; en sorte que presque toutes les espèces d'animaux ont donné le même résultat. Les vipères soumises aux mêmes expériences, ce que nous n'avions point encore fait, nous firent espérer qu'elles manifesteroient de plus vives contractions, à raison de leur structure. L'événement a répondu à notre attente; des vipères écorchées, posées sur une armature d'argent, en plaçant une armature d'étain sur la longueur de l'épine du dos, ont donné de vives contractions musculaires, lorsqu'on a formé l'arc métallique. Au reste, les mouvemens naturels des vipères, et les contorsions vives excitées spontanément dans tout le corps, laissoient entrevoir quelque soupçon et quelque incertitude sur l'Electricité animale : c'est pourquoi, voulant m'assurer que ces mouvemens étoient dus à l'Electricité, j'ai coupé transversalement la moëlle épinière en plusieurs parties, et, ayant fait une armature pour les filamens nerveux les plus proches des vertèbres, j'ai vu constamment des mouvemens musculaires qui ont duré autant que l'humidité animale; j'ai eu soin, en me servant d'un corps cohibant, que l'armature qui étoit aux vertèbres ne donnât rien hors d'elles, et il en est résulté qu'en formant l'arc de l'étain à l'argent, sans toucher les muscles et les nerfs, j'ai excité de vives contractions. Lorsque nous étions à la campagne, nous avons employé le même procédé sur une anguille longue de plus de deux pieds; nous l'avons coupée, nous avons armé ses vertèbres, et nous avons vu, non pas une fois, mais très-fréquemment, des contractions très-vives.

C'est ici le lieu de parler de cette belle découverte de Volta, qui a trouvé un moyen simple de connoître l'Electricité en laissant la vie aux animaux. Il ne sera plus nécessaire, pour juger de l'Electricité animale, d'immoler des victimes, de tremper ses mains dans leur sang, de séparer leurs nerfs,

il

il suffira de placer des grenouilles vives et agiles sur des plaques d'argent, et de revêtir l'épine de leur dos d'une armature d'étain: en faisant l'arc, les contractions sont violentes. Nous avons placé des grenouilles sur des plaques d'argent, nous avons mis sur l'épine de leur dos une armature également d'argent, et nous n'avons eu aucune contraction. Nous avons eu le même résultat lorsque nous avons pris deux armatures d'étain pour les nerfs et les muscles d'une grenouille vivante.

On doit être persuadé que ce principe électrique, comme nous le pourrons voir par ce que nous allons dire, provient, non du hasard, mais de la nature : la force de ce principe est telle, que les poisons eux-mêmes peuvent éteindre la vie, mais non point anéantir l'Electricité animale. Valli a renfermé des animaux sous divers récipiens; il leur a fait respirer les fluides aëriformes les plus dangereux, tantôt le gaz hydrogène ou inflammable, tantôt le gaz nitreux, et d'autres gaz encore plus méphitiques, jamais ils n'ont anéanti l'Electricité animale. La combustion du soufre a cependant porté une action délétère sur les élémens des fibres musculaires ; peut-être peut-on l'attribuer à l'irritation qu'ils avoient éprouvée de cet agent. Des grenouilles tuées par le coup foudroyant de la bouteille de Leyde, n'ont éprouvé aucuns changemens dans leur Electricité animale. Cette Electricité a même subsisté après avoir administré à des grenouilles l'opium, le tabac et l'arsenic. Galvani a essayé, il y a plusieurs années, l'influence de l'opium sur l'Electricité animale, et il a lu dans l'Académie de l'Institut des Sciences une dissertation à ce sujet. Les grenouilles, comme on le voit, malgré l'opium administré dans l'estomac ou dans le creux de l'abdomen ou conduit dans le cerveau, après une grande torpeur, étoient agitées de vives convulsions, soit que ces contractions fussent dues au léger frémissement de la plaque sur laquelle elles étoient, soit qu'elles fussent dues au contact de quelqu'autre corps. Ces phénomènes avoient également lieu, chose assez surprenante, lorsqu'on leur coupoit la tête avant l'administration de l'opium.

C'est ici qu'il faut expliquer pourquoi les physiciens et les physiologistes ont tant travaillé, et se sont si fort mis l'esprit à la torture sur cette matière. L'homme est le chef des animaux; on avoit immolé des milliers de victimes pour parvenir à découvrir son Electricité. Ce n'est donc point par conjectures, c'est par des faits, qu'il falloit y parvenir. Galvani n'eut rien de plus à cœur que de soumettre à ses essais un bras et un pied coupés par un habile chirurgien, dans l'hospice public de Sainte-Ursule; pour cela il mit donc les nerfs et les muscles à nu, et les posa sur une armature, de manière que les nerfs communiquoient avec du mercure, et les muscles avec de l'eau tiède. En portant l'arc métallique des muscles aux nerfs, on excita sur-le-champ de vives contractions; il fut prouvé par des expériences qu'il n'étoit pas nécessaire de faire l'arc des muscles aux nerfs; mais que le seul approche aux nerfs suffisoit pour exciter des contractions, encore assez fortes : cela avoit déjà été observé dans un agneau, sur un veau, et principalement sur d'autres animaux à sang chaud; mais pour que Galvani fût convaincu que l'Electricité étoit la cause de ses mouvemens musculaires, il arma les nerfs, tantôt de substances vitreuses, tantôt de substances résineuses, tantôt de substances soyeuses : alors s'éteignit toute contraction. Il eut recours à ses armatures ordinaires ; il isola les nerfs, il garnit l'arc sans interruption, et il vit, à la grande surprise de ceux qui étoient présens, que les doigts du pied, de la main, toutes les fois que l'on approchoit l'arc, se contractoient fortement, et même se relâchoient. Il ne faut pas passer sous silence que notre auteur obtenoit particulièrement les plus fortes contractions, lorsqu'il approchoit l'armature des rameaux nerveux les plus foibles; mais les contractions du pied furent beaucoup plus fortes que celles qu'on avoit remarqué sur les mains, soit parce qu'on trouve dans les pieds des nerfs plus considérables, soit parce que la main, mise en expérience, avoit été affectée d'une maladie plus longue.

Un malade, qui avoit aux pieds un ulcère rebelle et invétéré, sur la réputation des heureux succès des opérations chirurgicales qui se pratiquoient dans l'hospice, en vint au point de consentir à se laisser couper le pied. Cela donna lieu à de nouvelles expériences sur l'Electricité animale; c'est pourquoi, conformément aux intentions de Galvani, après avoir raisonné ensemble sur les moyens de faire l'expérience, je me transportai à l'hospice où j'eus d'abord un résultat qui fut contraire à mon attente. Après avoir mis à nu les nerfs et plusieurs muscles ; après avoir, par différens moyens, essayé l'armature, non-seulement sur les grands, mais même sur les plus petits troncs des nerfs, je n'eus point de contractions, de sorte que j'étois surpris et je cherchois d'où pouvoit provenir tant de variété dans les expériences. On me dit alors que cet homme avoit le pied dans cet état depuis dix-sept ans ; il étoit horriblement atrophié, et il avoit perdu presque tout mouvement et même tout sentiment. On voyoit çà et là des concrétions raboteuses et très-dures, les tégumens étoient livides, toute la face du pied étoit telle, que les professeurs en chirurgie, qui étoient présens, considérant ces circonstances, pensèrent qu'on ne devoit point attendre d'Electricité animale ; malgré tant d'obstacles, je conservois cependant au fond de mon cœur quelque espérance d'observer de l'Electricité, à laquelle je ne pouvois renoncer, qu'autant que toutes mes expériences seroient égament sans succès. Je ne me suis point repenti de mon dessein, car ayant enlevé cette substance calleuse et graisseuse de la plante du pied, le nerf se présenta sans porter avec lui aucune atteinte des ulcères ; j'armai ce nerf, alors par le seul approche de l'arc métallique aux nerfs, on vit sur-le-champ de vives contractions aux doigts voisins, comme l'avoit observé Galvani. Nous avons mis le nerf armé d'abord sur du mercure, ensuite sur une plaque d'argent, ensuite sur une d'or; il y a toujours eu des contractions assez vives. Ce qui prouve combien ces sortes de métaux sont favorables pour exciter l'Electricité animale. A la vue de ces avantages, j'envoyai chercher, pour être témoin de mes succès, ceux que j'avois renvoyé peu auparavant. Lorsque je voyois encore l'Electricité animale assez vive, je remis les tégumens que j'avois enlevés de façon qu'ils recouvrissent les muscles et les nerfs, et j'eus soin de faire entretenir, autant qu'il étoit possible, l'humidité intérieure dans ces parties, avec des linges trempés dans l'eau, pour connoître quelle seroit la durée de l'Electricité animale. Deux heures après, je revins à l'hospice, et ayant pris l'armature, je vis encore quelques foibles contractions qui ne tardèrent pas insensiblement à s'affoiblir et à disparoître.

L'industrieux Sulzer, plusieurs années auparavant, dans sa Théorie des plaisirs en

1767, avoit déjà remarqué que deux lames de divers métaux posées sur la langue, excitoient une saveur assez semblable à celle qui accompagne le sulfate de fer, et il ne pensoit pas qu'il se fît alors quelque dissolution métallique. Il s'efforçoit d'expliquer ce phénomène, suivant le tems où il parloit, en disant qu'il se faisoit une vibration de l'un ou de l'autre métal, et peut-être même de tous les deux, qui frappant les nerfs de la langue, excitoit quelque sensation dans le goût. Volta, le premier de tous, rappela à la théorie de l'Electricité animale, l'observation de Sulzer, et en fit, pour ainsi dire, comme sa découverte. Cette recherche, fruit du raisonnement, fit briller ensuite une vérité très-utile, c'est que les nerfs joints par des corps déférens, répandent une vapeur électrique qui, rendue aux muscles, auxquels elle se rapporte, excitera une contraction, ou une impression quelconque. Il falloit donc chercher dans l'homme des nerfs qui fussent assez extérieurs pour pouvoir être facilement armés d'une feuille métallique. Les observations de Sulzer ont montré que la langue pouvoit offrir ces avantages. Son humidité est un conducteur très-propre à faire découvrir l'Electricité. Ainsi qu'on mette sur cet organe une feuille d'étain, sous la langue une feuille d'argent, qu'on fasse l'arc entre l'une et l'autre armature; alors se manifeste l'Electricité, qui tantôt excite une impression légère, tantôt une sensation distincte, acide, tantôt une saveur désagréable. Cette expérience peut être faite plus commodément en portant un corps d'argent de dessous la langue à la partie supérieure couverte d'étain.

Il ne faut point oublier ici ce soupçon ingénieux formé, ou plutôt renouvelé, que les observations de Sulzer avoient fait naître; c'est que la salive ayant un grand pouvoir pour dissoudre les corps, on doutoit si elle ne s'impregnoit pas de quelques particules de ces corps pour exciter la sensation d'une saveur déterminée. Pour écarter, autant qu'il étoit possible, un pareil soupçon, j'ai approché un arc métallique interrompu par une substance cohibante, et rarement j'ai eu de la saveur et souvent même je n'en ai point eu du tout; j'aurois dû toujours en avoir, s'il falloit considérer la salive comme dissolvant du métal. Je réfléchissois sur ce point, lorsque j'appris, avec un grand plaisir, que l'illustre Volta avoit, par une expérience très-ingénieuse, pourvu à la certitude de ses observations; car il vint à bout d'avoir des saveurs sans aucune communication de la langue avec les métaux. Il plongea sa langue dans un verre d'eau dans lequel il avoit jeté, ou des feuilles de papier couvertes d'étain ou un morceau d'étain, et ayant fait l'arc métallique de la langue à la lame d'étain, il eut une sensation acide qui dura tant que le contact eut lieu. Pour confirmer davantage l'action de la vapeur électrique, dans l'expérience dont nous venons de parler, nous avons mis de l'huile d'amandes douces à la place de l'eau ; ayant fait l'arc à l'ordinaire, nous n'avons eu aucune sensation. D'où l'on peut conclure que la langue a la perception de la saveur, non par le métal en dissolution, mais par l'Electricité qui la pénètre.

La diversité des métaux, comme nous l'avons très-bien observé, apporte de grandes variétés en frappant l'organe du goût. Les armatures, faites d'argent et d'étain, sont très-avantageuses pour procurer des saveurs ; mais des métaux homogènes diminuent ou éteignent entièrement l'action de l'Electricité animale ; c'est pourquoi si vous mettez deux armatures d'argent ou d'étain sur la langue, vous n'aurez aucune saveur. Par nos expériences, nous avons trouvé, que pour exciter l'impression de la saveur, il n'étoit point nécessaire de former l'arc de dessus au-dessous de la langue, si on avoit seulement le bras ou le pied plongé dans l'eau ; que l'on fasse l'arc du bras ou du pied, ou seulement de l'eau où ils sont au sommet de la langue couvert d'étain, alors s'excite une saveur vive. Cette saveur sera même encore plus vive, si, toute la machine animale étant plongée dans l'eau, on fait l'arc métallique assez épais et assez long pour exciter et puiser en quelque sorte plus avantageusement l'Electricité animale ; mais revenons à Volta.

De grands phénomènes ont marché à la suite de la saveur excitée sur la langue par l'Electricité animale, et on en a tiré des conséquences très-ingénieuses. On sait qu'en changeant les armatures on change aussi les saveurs, ensorte que ce n'est pas toujours un acide qui est produit ; mais une saveur âcre et brûlante qui approche de la nature des alkalis. A la vue de ces phénomènes, Volta s'accorde assez à penser que les métaux ont le pouvoir, non de porter, mais d'exciter l'Electricité ; et cela paroît confirmé par de nouvelles expériences. Ainsi félicitons ce grand homme d'avoir, pour ainsi dire, étendu l'empire de l'Electricité animale, puisque c'est elle qui non-seulement donne les mouvemens musculaires ; mais encore excite les sensations. Les nerfs obéissent à l'Electricité, tandis qu'ils sont eux-mêmes les esclaves des mouvemens ou des sensations ; ensorte que l'ame, par son secours, peut à son gré exciter des mouvemens ou des sensations. D'après cela, Volta ayant arraché la langue à un agneau, il y mit deux armatures, l'une sur les nerfs posés à la racine de la langue, l'autre sur les muscles correspondans ; en faisant l'arc, on obtint aussi-tôt de très-prompts mouvemens musculaires. Les essais sur l'Electricité animale, tentés sur les brutes et même sur l'homme, sont bien différens, comme on le voit, de ceux qui ont précédé la découverte de Galvani.

La quatrième partie du Commentaire de

Galvani, contient une foule de conséquences très-probables et de conjectures pleines de sagacité et de génie, tirée d'expériences certaines. En examinant les expériences de la première et de la seconde partie, il sera facile d'expliquer l'influence surprenante de l'Electricité atmosphérique sur l'économie animale. La nature, comme dit Bartholin, paroît avoir employé deux moyens principaux pour communiquer l'Electricité à l'économie animale ; le premier consiste dans un nombre prodigieux de pores sur les tégumens pour transmettre le fluide électrique aux animaux, soit que l'atmosphère soit électrique en plus, soit qu'elle soit électrique en moins ; le second, la respiration qui porte dans les poumons une nouvelle dose d'Electricité, qui trouvant comme un organe secrétoire très-favorable, se dégage de l'air auquel elle étoit unie.

Pour établir l'équilibre entre l'Electricité interne animale et l'Electricité externe, il faut qu'il y ait une variation dans l'influence de l'Electricité atmosphérique. Cela expliquera pourquoi, dans les tems d'orage, ou après les grandes pluies, la machine animale devient quelquefois plus agile, et quelquefois produit chez certains malades des symptômes très-remarquables de santé. Il n'est point surprenant, suivant Wodvard, qu'il y ait eu des hommes qui, avant le tonnerre, paroissoient beaucoup souffrir, se sentoient le cœur oppressé et même étoient forcés de vomir. Beccaria rapporte avoir connu un nommé Mazéas, qui pendant la foudre et les éclairs éprouvoit de vives atteintes d'épilepsie. Il est aisé de voir, dit Gardin, dans certains jours, un abattement qui est la suite de la grande difficulté avec laquelle s'excite l'Electricité artificielle. Car la lassitude, la tristesse, la mélancolie, les affections hystériques arrivent particulièrement en certains jours, et prouvent clairement que les maladies nerveuses ont un grand rapport avec l'atmosphère. On ne doit pas toujours regarder comme nuisible l'influence de l'Electricité atmosphérique. Une transpiration plus abondante due au bienfait de l'Electricité communiquée, une évacuation plus accélérée des humeurs peuvent être très-avantageuses à l'économie animale. Ainsi, sous un ciel serein, lorsque l'Electricité est tranquille, nous éprouvons une gaieté et des forces que nous n'éprouvons pas, lorsque le ciel est dans l'état contraire.

Il est très-difficile d'assigner si l'action de l'Electricité atmosphérique dépend seulement de la loi de l'équilibre, ou si elle dépend d'autres causes. Mahonius a fait connoître une nouvelle espèce d'Electricité réagissante que la nature avoit démontré auparavant par des phénomènes éclatans de la foudre. L'histoire de la Météorologie nous rapporte que, plusieurs fois, des hommes avoient été frappés de la foudre, en regardant à quelque distance les effets des éclairs dans le ciel. Dans l'excellent électromètre de Bennet, nous avons remarqué avec le célèbre physicien J. B. Venture, dans la divergence des feuilles métalliques soumises à son action, une réaction notable de l'Electricité dont il a tellement observé les admirables propriétés, qu'il s'en est servi pour expliquer les phénomènes du Galvanisme. Par d'autres expériences faites avec le même électromètre de Bennet, il croit pouvoir rendre compte de la raison pour laquelle le contact d'un corps métallique doit mettre en mouvement l'Electricité qui est dans les animaux.

La connoissance de l'Electricité animale intrinsèque, en examinant avec attention tous les symptômes, pourra par la suite jeter un nouveau jour pour combattre ou dissiper certaines maladies. Le tetanos, l'épilepsie, les convulsions, les différentes maladies des nerfs présentent plusieurs phénomènes, selon la remarque de Galvani, qui sont du ressort de l'Electricité. Certainement, si le fluide électrique excite des mouvemens musculaires, si ce nouvel agent gouverne la machine animale, on comprendra facilement pourquoi l'excès ou le défaut de forces électriques fera naître tant de différence dans la santé. Mais cela regarde les médecins.

La théorie de Galvani paroît apporter quelques changemens dans l'irritabilité d'Haller. L'Electricité qui, chez les partisans d'Haller, n'étoit qu'un stimulus extrinsèque,est maintenant un agent interne. Les muscles sont le plus parfait de tous les électromètres. La nature a établi une loi, un ordre invariable qui est la cause de tous les mouvemens. Ainsi définissons ce qu'on entend par l'irritabilité d'Haller. S'il ne se propose qu'un nouveau phénomène de la nature, ou une propriété inhérente aux fibres par laquelle les élémens se communiquent entr'eux, alors il n'y aura point de différence entre le systême de Galvani et celui d'Haller. Il faut même croire qu'il y aura beaucoup d'affinité. Non seulement Galvani croit que cette propriété est particulière aux fibres musculaires; mais il la regarde comme si nécessaire, que, sans elle, on ne peut point exciter l'Electricité animale par quelque arc que ce soit. Si l'irritabilité d'Haller n'est point une nouvelle force particulière aux fibres, excitant par elle seule les mouvemens musculaires, on ne peut point admettre cette opinion jusqu'à ce que Haller et ses partisans aient montré l'existence de l'irritabilité, et lui aient prescrit des bornes sans lesquelles on ne sauroit concevoir une véritable force. Tout cela est facile à faire à ceux qui reconnoissent une action marquée dans l'Electricité animale. Mais nous en avons déjà assez parlé ailleurs.

Quoiqu'on n'eût point encore examiné si l'Electricité animale étoit la cause efficiente ou seulement stimulante du mouvement musculaire, il étoit cependant constant que l'ame, en formant ces contractions, étoit comme la maîtresse de son empire, ce qui n'avoit point encore été démontré avant Galvani. Les célèbres de Sauvage et Bonnet avoient déjà soupçonné que le fluide électrique donnoit des mouvemens musculaires, par cela seul que l'Electricité artificielle excitoit de vives contractions dans les muscles. Je me rappelle que mon oncle, dans notre amphithéâtre, avoit tellement soutenu le pouvoir du fluide électrique, pour exciter des contractions, qu'il sembloit dès lors, comme s'il eût présagé ce qui est arrivé, faire tous ses efforts pour que ce qui n'étoit pour lui qu'une hypothèse très-agréable, devînt une thèse prouvée. Tout le monde louoit son génie; les physiologistes regrettoient que cela ne fût pas porté jusqu'à l'évidence. Il y avoit des gens qui regardoient comme dangereuses toutes les hypothèses sur l'Electricité, sans remarquer que toutes les opinions physiologiques admises n'étoient que des hypothèses. Mais l'observateur exact, quoique la nature se fût quelquefois montré rebelle à son égard, a cependant reçu plusieurs fois le prix le plus flatteur de ses soins et les a vus couronnés d'un succès inespéré. Enfin il a lui ce jour si beau pour la physiologie et la gloire de Galvani. Il a vu, s'il est permis de parler ainsi, de ses propres yeux, l'Electricité animale, il l'a touchée, et il est parvenu à la diriger à son gré.

A peine le Commentaire de Galvani avoit

vu le jour, qu'une occasion s'offrit infiniment favorable pour faire briller la théorie de l'Electricité animale. La jeunesse studieuse, qui se livroit à l'étude de cette Electricité, demanda avec instance à Galvani, puisqu'il avoit résolu de donner au public la nécrologie, d'expliquer lui-même son nouveau systême. Aussi les cours physiologiques où il faisoit les expériences qui éclaircissoient la théorie, furent-ils très-suivis. Jamais Galvani n'a dissimulé les reproches faits à l'Electricité animale, il les a exposés avec franchise dans un discours public et les a réfutés, guidé non par la jalousie, mais pas le seul amour de la vérité.

Galvani, pour ne rien laisser d'imparfait dans la quatrième partie, avoit regardé les fibres musculaires comme autant de bouteilles de Leyde. Cette hypothèse lui étoit chère par sa simplicité et l'avantage qu'elle avoit d'expliquer tous les phénomènes à ceux qui font profession d'aimer la vérité et qui l'aiment en effet ; il ne se montre point opiniâtrement attaché à son opinion, mais prêt à l'abandonner, s'il en trouvoit une autre plus probable. Je ne dis point cela dans l'intention d'approuver ceux qui s'appliquant à trouver les lois de l'Electricité animale, lorsqu'ils rencontrent quelques obscurités, jugent avec précipitation et sévérité et méprisent aussitôt les preuves certaines de son existence. Si de légers doutes étoient dangereux pour la réputation et la verité des opinions philosophiques, nous n'aurions que peu ou point de ces théories, qui servent cependant de guides dans les connoissances humaines. C'est pourquoi nous pensons que c'est veiller avec sûreté à sa réputation et à sa gloire que de ne se point laisser décourager par la crainte insensée des difficultés, mais de se laisser entraîner à la gloire par le doux attrait des récompenses. Si la crainte de la contradiction avoit détourné de leur entreprise ces hommes illustres qui les premiers ont imaginé la circulation du sang, nous n'aurions point aujourd'hui cette illustre découverte. Beaucoup de choses qui sont aujourd'hui avouées et démontrées en physiologie seroient encore ensevelies dans les ténèbres.

EXTRAIT
DE L'OUVRAGE
DE
VASSALI EANDI.

VASSALI Eandi divise son Ouvrage en six paragraphes.

1°. Des matériaux de l'électromoteur.

2°. Des conducteurs du fluide.

3°. Des effets du fluide.

4°. Parallèle des effets de l'électromoteur et de l'Electricité.

5°. Des effets de l'Electricité sur l'électromoteur.

6°. Conjectures sur la cause des phénomènes de l'électromoteur.

1°. *Des matériaux de l'Electromoteur.*

Les matériaux de l'électromoteur sont les métaux oxidables. Les métaux en s'oxidant changent de capacité pour contenir l'Electricité. L'oxidation nuit aux phénomènes. Vassali Eandi a entrepris de former une pile sans corps humide en mêlant des oxides aux disques d'argent et de cuivre. L'oxide rouge par l'acide nitrique lui paroît le meilleur. Mais il n'a donné ni commotion ni décomposition de l'eau ; il a eu cependant des effets en composant la pile extérieurement de corps secs, tels que des disques d'argent, de zinc, de carton, et de carton bien sec.

Un phénomène remarquable, est qu'en formant la pile argent, carton mouillé et charbon, l'argent s'est oxidé en noir dans 5 minutes, plus complétement que dans trois jours de contact avec le zinc. Le carton étant mouillé dans la même solution de muriate d'ammoniac, zinc, carton mouillé et charbon, le zinc s'oxida beaucoup moins que l'argent.

La nécessité de mettre un corps humide entre les métaux hétérogènes pour avoir des effets un peu forts du fluide Galvanique, est connue. Les effets des liquides sont en raison de l'oxigène qu'ils cèdent aux métaux. Ainsi les huiles ne font pas plus que les oxides, les substances salines augmentent les effets, les acides en ont de plus grands. En mouillant les cartons dans l'eau mêlée avec 00, 6 d'acide nitrique, la décomposition de l'eau avec une pile de 15 couples d'argent et zinc se fait avec plus de force qu'avec une pile de 100 couples des mêmes métaux sans acide. Il ne faut renforcer la dose de l'acide que jusqu'à un certain point au de-là duquel il nuit à l'action de la pile. L'acide sulfurique donne les effets les plus puissants. Il essaya ensuite le buis, et la terre grasse un peu humide ; ces deux électromoteurs n'agirent point sur l'eau et ne donnèrent aucune secousse, mais une foible saveur. Suivant l'observation du C. Bouvier des Mortiers, l'urine agit plus que l'eau salée, et la bile plus que l'urine.

2°. *Des conducteurs du Fluide.*

Vassali Eandi observe que les fils métalliques cessent d'être conducteurs du fluide Galvanique, lorsqu'ils sont oxidés, tandis que cet état ne les empêche pas d'être d'excellens conducteurs du fluide électrique. L'Electricité retenue par les corps cohibans se condense; mais le fluide Galvanique n'a pas une action plus forte quand la pile reste quelque tems sans agir. Lorsque le fluide Galvanique traverse des substances huileuses, les phénomènes Galvaniques cessent en moins de vingt-quatre heures, tandis qu'ils continuent trois jours si le fluide passe par l'eau. On peut observer, dit l'auteur, que deux piles ne donnent pas plus d'action qu'une seule.

3°. *Des effets de l'Electromoteur.*

Dans la décomposition des liquides, en substituant l'eau de chaux à l'eau ordinaire, on voit se former le gaz acide carbonique. Les fils de cuivre, d'argent, d'or et de platine donnent tous l'hydrogène, l'acide carbonique et une très-petite portion d'oxigène dans la décomposition de l'eau. L'acide nitrique dépuré dans sa décomposition par l'électromoteur et les fils d'or pur donnent de l'oxide d'or qui s'étend d'un fil à l'autre. L'eau bouillie est également décomposable. En faisant communiquer les bouts de la pile par l'anus et la bouche d'une grenouille, la première secousse ne la tue pas, mais souvent la seconde : une pile d'une vingtaine de couples n'a pas tué un moineau à la première fois ; mais deux jours après l'animal, étant soumis à la même expérience, fut tué. Un petit chien n'a paru rien souffrir de plusieurs secousses ; les écrevisses souffrent encore plus que les grenouilles, du courant Galvanique. Plusieurs des écrevisses, qui avoient été exposées aux secousses Galvaniques, furent trouvées mortes quelque tems après dans l'eau où elles avoient été conservées. Les poissons, suivant les expériences de Buniva, paroissent être egalement affectés par le courant Galvanique. Un lézard fut soumis aux mêmes expériences, il fut tué en moins de deux minutes, en formant une pile de trente couples qui contenoit oo, 2 d'acide sulfurique. L'action de la pile sur l'air atmosphérique et sur différents gaz a été examinée par plusieurs membres de l'Institut. L'électromoteur agit sur les aiguilles aimantées ; mais on n'observe que de très-petites différences dans la direction de l'aiguille.

4°. *Parallèle des effets de l'Electromoteur et de l'Electricité.*

Volta a regardé tous les effets de l'électromoteur comme appartenant à l'Electricité. Cependant, en les comparant, on voit que les insectes, tels que les mouches, les papillons, etc. sont très-affectés par une foible action du Galvanisme, lorsque l'Electricité positive et négative ne paroît point avoir d'action sur eux, mais seulement les étincelles. Le Galvanisme agit également sur les lézards, les grenouilles, les oiseaux, lorsqu'ils ne paroissent pas même affectés par le bain électrique. Le torrent Galvanique même assez foible agit tellement sur les grenouilles, qu'il les fait siffler comme des oiseaux. Un pigeon qui avoit donné de foibles marques de susceptibilité a la décharge d'un tableau magique, soumis à l'action de la pile, éprouvoit de fortes convulsions, et périt en deux minutes. Les moineaux sont aussi plus affectés du fluide Galvanique que du fluide électrique. Une grenouille des plus fortes, aux premières secousses Galvaniques, s'enfla de façon à présenter une véritable tympanite; en introduisant des ciseaux dans son ventre, il en sortit de l'air avec un léger bruit.

5°. *Effets de l'Electricité sur l'Electromoteur.*

En admettant avec Franklin que l'Electricité négative et positive se detruisent mutuellement, Vassali Eandi fait la pile de disques d'argent, de carton mouillé et de zinc; il a dans l'appareil de Volta l'Electricité positive en haut et la négative en bas. En ajoutant à l'extrémité supérieure de la pile l'Electricité artificielle positive, on devroit augmenter les effets de l'électromoteur; mais point du tout : dans le fait on y voit tantôt une augmentation, tantôt une diminution, de manière, dit l'auteur, que j'ai douté de l'identité du fluide de l'électromoteur et de l'Electricité. Sennebier unissant les effets de la machine électrique avec ceux de la pile, les effets ont augmenté; mais l'eau ne s'est pas décomposée, l'action de l'Electricité atmosphérique n'a pas plus que l'Electricité artificielle troublé les effets de la pile.

6°. *Conjectures sur la cause des phénomènes de l'Electromoteur.*

Rien ne nuit plus à la marche de la science qu'une théorie une fois admise. On y veut tout ramener. Est-il vrai que les animaux soient des électromètres naturels, plus sensibles que les artificiels. La pile Galvanique donne de fortes commotions sans étincelles. La plus médiocre dose de fluide Galvanique opère les plus grands effets. Ce ne sont pas les grandes étincelles du tableau magique, mais une portion d'Electricité ordinaire qui, forcé par sa pression à une union plus intime des corps, le dégage par sa tendance à l'équilibre, lorsque la pression cesse. Tant de différence permet de douter de l'identité du fluide Galvanique et électrique. Une bouteille de Leyde augmente de charge en raison de l'électrisation, tandis qu'en moins d'une minute, une batterie se trouve chargée par la pile. Un voile humide empêcheroit les effets de la plus forte machine électrique, tandis qu'il ne feroit que donner plus de force à la pile. La foiblesse de l'Electricité et la force Galvanique s'accordent mal ensemble. On peut donc soupçonner qu'il existe dans la nature un fluide qui fait l'Electricité ordinaire et animale, le fluide de l'électromoteur, le fluide de l'aimant, peut - être le calorique, selon les différentes modifications qu'il prend de la nature diverse des corps qui le mettent en mouvement, et la variété de leur action.

NOTA. En donnant l'analyse de l'ouvrage de Vas-Eandi, nous n'avons pas entendu adopter quelques - unes de ses idées, qui semblent hasardées. Nous ne les avons citées, que pour que nos Lecteurs ne nous taxent pas d'avoir altéré les faits rapportés par le physicien de Turin.

FIN

www.ingramcontent.com/pod-product-compliance
Ingram Content Group UK Ltd.
Pitfield, Milton Keynes, MK11 3LW, UK
UKHW020333180726
13839UKWH00002B/702